データヘルス ハンドブックシリーズ 1

保健師・保険者のための透析予防
行政―医療連携ハンドブック

データヘルスの具体的な活用法から、
行政・保険者と医療機関による
透析予防のための地域連携のしくみづくり、
いすみ市における成功事例のノウハウまでを完全解説

編著

平井愛山
日本慢性疾患重症化予防学会代表理事

松本　洋
株式会社日本医療企画

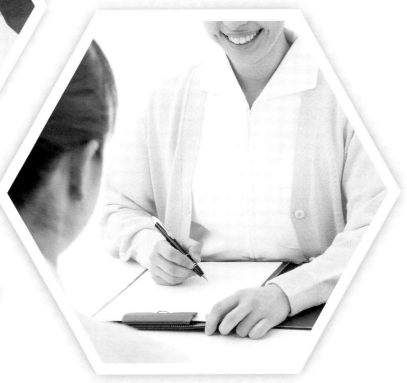
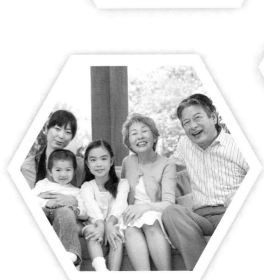

はじめに——地域総ぐるみ（行政—医療連携）による透析予防の成功に向けて

　従来、保健行政は1次予防（公衆衛生）が中心でしたが、平成25（2013）年に全部改正された「健康日本21」（第2次）に生活習慣病（特に糖尿病性腎症）の"重症化予防"が記されたことにより、その役割にハイリスクアプローチ（2次予防・3次予防）が加わりました。

　なかでも、医療経済上の要請から透析患者数が数値目標化され、KDB（国保データベース）の配備も進み、「データヘルスによる医療と連携した糖尿病性腎症の透析阻止」が国家目標となったのです。

　しかし、医療者においては、未だデータヘルスの概念は浸透しておらず、糖尿病性腎症2期の把握がなされていないケースが多く、腎症3期になると担当科が変わることも少なくありません。

　医療界においては近年、腎症3期における進展阻止の新たな手法が開発されてきており、透析予防の現実的な手段として腎症3期は"ポイント・オブ・ノーリターン"であるという従来の説が見直されつつあります。

　生活習慣病は、適切な医療に加え、生活習慣の改善、すなわち行動変容がなされないと治療効果が発揮されません。特にその際キーとなるのが"減塩"です。しかし、患者群の高齢化が進み、外来時における医師等の指導を行動変容に繋げられない患者が増え、超高齢化により従来の栄養指導が実行不能な事例が増加していることは、院内指導の限界が生じていると言えるでしょう。

　行動変容が困難な高齢患者に対しては、ベクトルの揃った院内・外指導が必要となりますが、それを支えるべき行政—医療による連携は各所に壁があり、共通言語に加え、共通ツールの開発が急務とされています。

　また、地域の保健師は数も少なく母子保健等の業務も多い中、透析阻止を行うためには、データベースを駆使し、アウトカムに直結する対象者を有効に絞り込むことが肝要と言えます。

数年以内に新規透析導入に至る患者の大部分は、病院治療群の中におり、（現在の特定健康診査の受診率を前提とすれば）未治療の特定健診受信者は少数です。行政（保険者・保健師）として、地域の医療および医療経済を守るために、病院と連携し、病院患者データから透析導入予測時期が比較的近い対象患者をトリアージし、医療機関と連携した院内外指導を行うことが必要ですが、本ハンドブックではその手法・実例をエビデンスに基づき詳細に提示しています。

　具体的には、行政と医療機関が、データの統合・分析により統一的な患者トリアージを行い、透析阻止の枠組みづくりに成功した皆野町（埼玉県秩父郡）、さらにそれを一歩進め、自治体、地方医師会、医療機関、市民（地域ボランティア）が一体となって透析予防活動を行い保健財政の大幅改善につなげたいすみ市（千葉県）の事例について紹介を行っています。

　地域総ぐるみ（行政―医療連携）の取り組みは、地域における行政・医療・住民（患者）の状況が様々であることから、地域それぞれの事情に合わせた構築とならざるをえませんが、本ハンドブックはその際の共通基盤となる事項を紹介しています。その症例・事例は、ここ数年間、平井・松本が支援してきた地域の事例であり、現在も全国各地で支援を継続しております。

　本ハンドブックが地域ぐるみの透析予防を進めようとしている行政・医療関係者のご参考になれば幸いです。また、本書内容や平井・松本の支援活動に関する照会・相談については、ご遠慮なく下記宛までご連絡ください。

　　　　　　　　TEL：03-3256-2862　　http://www.jmp.co.jp/rompas/
　　　　　　　　E-mail：healthcare-sd-order@jmp.co.jp

　　　　　　　　　　　　　　　　　　　　　　　　松本　洋（株式会社日本医療企画）

データヘルス ハンドブックシリーズ1

保健師・保険者のための透析予防
行政―医療連携ハンドブック

◆目次

はじめに——地域総ぐるみ（行政―医療連携）による透析予防の成功に向けて......... ii

第1章　糖尿病性腎症の透析予防とデータヘルスの背景

1　超高齢社会の到来と国民医療費の急増... 2
2　糖尿病・糖尿病予備軍2,050万人、透析患者数約30万人 4
3　糖尿病性腎症による透析が過半数に... 4
4　「第1次健康日本21」と「糖尿病合併症」の悪化..................................... 6
5　「重症化予防」を国民健康づくりのメインテーマに 7
6　データを分析し、3次予防に活かす試みも... 8
7　国が進める「データヘルス」とは... 9
8　データヘルスと糖尿病性腎症の重症化予防.. 10
◆ミニコラム——KDBができること、できないこと 11

第2章　KDBを活用、行政と医療が連携して地域の透析を予防する

1　ある地方都市の透析患者数の推移からわかること................................. 14
2　KDBを活用し、地域ぐるみで透析患者にしない！ 14
3　医療保険者と医療機関の連携.. 15
4　「平成26年度診療報酬改定」による医療機関の機能分化政策 16
5　データヘルスと糖尿病性腎症患者の層別化... 16

第3章 データ分析――透析ハイリスク患者はどこにいるか

1 地域データは、病院検査データと特定健診データの2つに大別される ………… 20
2 糖尿病の通院患者にはどれくらいの透析予備軍がいるのか……………………… 20
3 特定健診受診者＆未治療群にはどれくらいの透析予備軍がいるのか…………… 22
4 医療と行政の連携の重要性………………………………………………………… 26

第4章 糖尿病性腎症の臨床における最新動向

第1節　院内対応の限界
1 透析予防には、投薬＋生活習慣の行動変容が不可欠 …………………………… 28
2 腎症2期、腎症3期における投薬と行動変容の重要性………………………… 28
3 病院における減塩指導の難しさ…………………………………………………… 29
4 腎症と透析の関連性の認識の薄さが減塩にも影響……………………………… 29
5 患者の高齢化と院内指導のみの限界……………………………………………… 30
6 院内と院外が連携して糖尿病性腎症の重症化を防ごう………………………… 32

第2節　糖尿病性腎症3期以降の重症化防止の最新知見
1 新たな腎保護薬剤への期待………………………………………………………… 33
2 新しい腎保護薬剤の投与で透析を回避…………………………………………… 33
3 腎症3期以降の腎症進行の指標は尿蛋白の増加か、eGFRの低下か………… 37
4 透析予防は減塩によるeGFRの低下が指標に …………………………………… 38
5 透析予防の薬剤効果の発揮には減塩が不可欠…………………………………… 40
6 投与群のトリアージ並びにアウトカム目標はΔeGFR…………………………… 40

◆目次

第5章 糖尿病性腎症2期の重症化防止の効果　行政―医療連携の枠組みとアウトカム
―― 埼玉県皆野町の事例より

1　埼玉県皆野町の医療の現状……………………………………………………… 44
2　行政と医療機関の連携がスタート……………………………………………… 49
3　病院の勉強会に保健師が参加し、共通指導ツールを作成…………………… 49
4　情報共有ツールを作成…………………………………………………………… 53
5　保健師の介入実例とその成果…………………………………………………… 55
6　皆野町の糖尿病性腎症重症化防止に向けた
　　KDBと「疾病管理MAP」の連携・協働 …………………………………… 59

第6章 透析移行阻止で、国民健康保険への法定外繰出金が1億2,000万円から2,000万円に激減
―― 千葉県いすみ市の事例より

1　高齢化率36％、生活習慣病の多い千葉県いすみ市の概要 ………………… 62
2　国保財政の悪化が行政の大きな負担に………………………………………… 63
3　市と医師会・医療機関・地域ボランティアが連携する体制が整う………… 65
4　健康診査を充実させるとともに、腎機能判定委員会を開催………………… 65
5　「疾病管理MAP」でデータの一元化を図る ………………………………… 67
6　食生活改善、健康づくり教室の運営など、地域ぐるみの活動を展開……… 68
7　透析患者数は横ばいに転じる…………………………………………………… 69
8　未受診・未治療者への対策が今後の課題……………………………………… 71
9　「健康寿命の長い市民づくり」に向かって …………………………………… 73

第1章

糖尿病性腎症の透析予防とデータヘルスの背景

超高齢社会の到来、生活習慣病を中心とした疾病の増加、国民医療費の急増など、わが国の医療を取り巻く環境は厳しいものがあります。中でも糖尿病性腎症の重症化による透析は多額のコストがかかり、医療経済の面からも解決しなければならない重要な課題となっています。国は、特定健康診査（特定健診）やレセプトなどから得られるデータの分析に基づいた効率のよい保健事業「データヘルス」の利用を推進し、糖尿病性腎症の重症化予防などに取り組んでいこうとしています。「健康日本21」の動きなどと合わせて、わが国の健康づくりと透析予防における背景を見ていきます。

第1章 糖尿病性腎症の透析予防とデータヘルスの背景

1 超高齢社会の到来と国民医療費の急増

　わが国は世界でも未だ経験したことがない超高齢社会になっています。総人口に占める65歳以上の人口の割合は、総務省統計局資料によると、平成26（2014）年には25.9％に達し、生活習慣病の増加と相まって、今後より多病な高齢者が大幅に増加していくものと推測されています（**図表1**）。

　これに伴い、わが国の医療・介護の社会保障費は増加の一途をたどっています。平成24（2012）度年度の国民医療費は39.2兆円にも達し、国民1人当たりで30.7万円、6年連続で過去最高を更新しています（**図表2**）。

　また、日本人の死因は、心筋梗塞などの心疾患、脳血管疾患、糖尿病などの生活習慣病の占める割合が6割にも達しています（**図表3**）。加速する高齢化や生活習慣病の増加に伴う国民医療費の急増は、わが国の財政に大きな負担となっており、国民の健康維持と国民医療費の抑制・削減は重要な課題となっています。

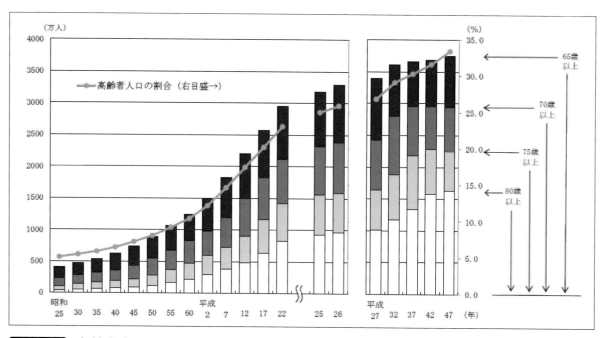

図表1 高齢者人口および割合の推移

出典：総務省統計局

1　超高齢社会の到来と国民医療費の急増

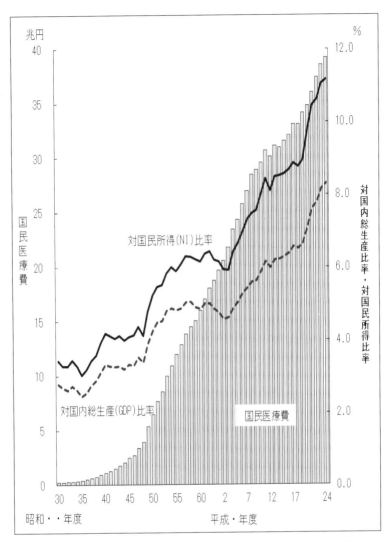

図表2　国民医療費・対国内総生産および対国民所得比率の年次推移

出典：厚生労働省Webサイト

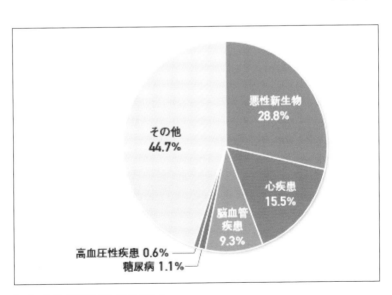

図表3　死因に占める生活習慣病の割合

出典：厚生労働省「平成25年人口動態統計（確定数）

第1章 糖尿病性腎症の透析予防とデータヘルスの背景

2 糖尿病・糖尿病予備軍約2,050万人、透析患者数約30万人

　生活習慣病の中でも糖尿病は、血管系の疾患リスクを高め、神経障害、網膜症、足病変といった合併症を併発するなど、患者のQOL（生活の質）を低下させるとともに、国民医療費を増大させ、社会保障費に大きな影響を与える疾病と言えます。

　わが国の糖尿病と糖尿病予備軍の合計推計数は平成24（2012）年度の厚生労働省の調査によると約2,050万人、国民の5人に1人が該当するとされています（**図表4**）。しかも、糖尿病が重症化し透析を行なっている慢性透析患者数は、平成24（2012）年末には約30万9,000人を数えています。

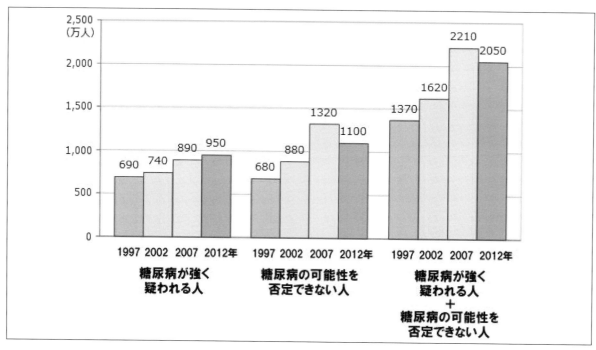

図表4　「糖尿病」と「糖尿病予備軍」の合計は2,025万人（2012年）

出典：厚生労働省「平成24年国民健康・栄養調査結果」

3 糖尿病性腎症による透析が過半数に

　具体的に、透析患者の内容を見てみると、平成12（2000）年あたりから慢性腎症による糸球体腎炎などによる透析よりも、糖尿病性腎症による透析が過半数を占めるようになりました（**図表5**）。

　これは、かつては血糖コントロールが糖尿病治療の基本戦略であったものが、地域の人

口構造が急激に高齢化し、それに伴って糖尿病の罹病期間が長期化し、もはや血糖コントロールだけでは十分ではなく、糖尿病による腎症などの合併症をくい止めることが重要なミッションとなったこと、つまり地域の疾病構造が変化したことを意味しています。

糖尿病性腎症による透析の増加がわが国の医療経済上にもたらす影響を見ると、糖尿病患者で透析を受けている人はわずか4％ですが、この4％に対して糖尿病医療費の約40％が投入されています。透析患者が1％増えると医療費が約10％増えることになります。毎年、糖尿病性腎症が原因で新規に透析導入になっている人はおよそ1万6,000人。1人当たりの透析治療費は年間約500万円に上ることから、医療費は年間約800億円となっています。

レセプト（診療報酬明細書）は国保連審査と市町村の保険者再点検による保険者の医療費適正化の取り組みが行なわれていますが、その適正化の効果は両者を合わせても年間約600億円で、新規透析患者の透析導入費約800億円は、医療費適正化の金額を上回ってしまいます。医療費適正化の努力がすべて吹き飛んでしまうほどのインパクトがある数字であることを、ぜひ知っておきましょう（**図表6**）。

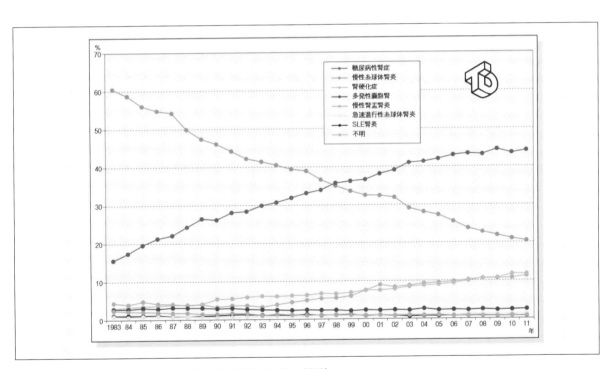

図表5 年別透析導入患者の主要原疾患の推移

出典：日本透析医学会

第1章 糖尿病性腎症の透析予防とデータヘルスの背景

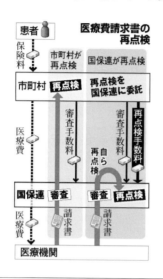

保険者による医療費適正化の取り組みとその成果
（レセプトの国保連審査と保険者再点検）

医療機関が国民健康保険を運営する市町村へ送る請求書（レセプト）は、まず各都道府県の国保連が審査し、その後に市町村が再点検する。

適正化効果
国保連審査　　310億円
市町村再点検　310億円

（2012年度）

図表6　保険者による医療費適正化の取り組みとその成果

4 「第1次健康日本21」と「糖尿病合併症」の悪化

こうした国民の健康と医療費の動向の中、平成15（2003）年、厚生労働省は健康推進法に基づいて「健康日本21」（21世紀における国民健康づくり運動）を施策決定しました。

この「第1次健康日本21」ではがん、心臓病、脳卒中、糖尿病などの生活習慣病を予防するための行動を国民に促すことにより、壮年期での死亡を減少させ、介護なしで生活できる健康寿命、生活の質（QOL）の向上を実現することとし、具体的な数値目標を設定しました。

「第1次健康日本21」において重要視されたのは、糖尿病を含めた生活習慣病の「1次予防」でした。メタボリックシンドローム対策に重点を置き、生活習慣病への入り口を狭くしようとするものです。すなわち生活習慣病のリスクに対する啓発に努め、生活習慣の改善（生活環境改善、適切な食生活、運動・活動の励行、適正飲酒、禁煙、ストレス解消、介護予防など）を促し、疾病の発生を未然に防ぐという戦略でした。

その結果、平成23（2011）年に行なわれた「第1次健康日本21」の最終評価では、「メタボリックシンドロームを認知している国民の割合が増加した」など、「目標値に達した」「目標値に達していないが改善傾向にある」を合わせて全体の約6割で一定の改善が見られたとしています。

しかし、ここで大きな問題があることが明らかになりました。それはこの評価において「糖尿病合併症の減少」については「悪化している」という結論が出されたことです。糖

尿病合併症は、神経障害、網膜症、足病変などを引き起こし、さらに症状が悪化すると透析導入に至り、先に見たように国の医療費増加の大きな要因になります。いかにして糖尿病合併症を減少させるかが、国にとっても重要なテーマとして改めて浮かび上がってきたのです（**図表7**）。

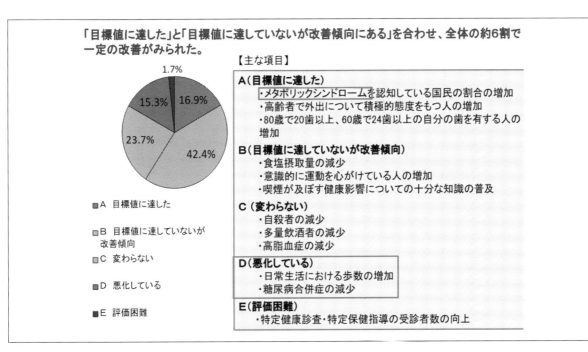

図表7 健康日本21の最終評価（2011年10月）

5 「重症化予防」を国民健康づくりのメインテーマに

　国では、こうした状況を踏まえて、平成25（2013）年度から34（2022）年度までの国民健康づくり運動を推進するため、「第2次健康日本21」を施策決定しました（**図表8**）。
　「健康の増進に関する基本的な方向」として注目されるのが、「生活習慣病の発症予防と重症化予防の徹底」です。ここでは、「がん、循環器疾患、糖尿病、COPD（慢性閉塞性肺疾患）に対処するため、1次予防、重症化予防に重点を置いた対策を推進」「国は適切な食事、適度な運動、禁煙など健康に有益な行動変容の促進や社会環境の整備のほか、医療連携体制の推進、特定健康診査、特定保健指導の実施等に取り組む」とされています。
　「第1次健康日本21」の評価として、「糖尿病合併症の悪化」が取り上げられ、「糖尿病の重症化」に対する対策として第3次予防（重症化予防）までを視野に入れた健康づくり計画が打ち出されたのです。
　「健康日本21」における「第1次」と「第2次」との最大の違いは、「重症化予防」が

○ 平成25年度から平成34年度までの国民健康づくり運動を推進するため、健康増進法に基づく「国民の健康の増進の総合的な推進を図るための基本的な方針」（平成15年厚生労働大臣告示）を改正するもの。
○ 第1次健康日本21（平成12年度～平成24年度）では、具体的な目標を健康局長通知で示していたが、目標の実効性を高めるため、大臣告示に具体的な目標を明記。

健康の増進に関する基本的な方向

① 健康寿命の延伸と健康格差の縮小
　・生活習慣の改善や社会環境の整備によって達成すべき最終的な目標。
　・国は、生活習慣病の総合的な推進を図り、医療や介護など様々な分野における支援等の取組を進める。

② 生活習慣病の発症予防と重症化予防の徹底（NCD（非感染性疾患）の予防）
　・がん、循環器疾患、糖尿病、COPDに対処するため、一次予防・重症化予防に重点を置いた対策を推進。
　・国は、適切な食事、適度な運動、禁煙など健康に有益な行動変容の促進や社会環境の整備のほか、医療連携体制の推進、特定健康診査・特定保健指導の実施等に取り組む。

③ 社会生活を営むために必要な機能の維持及び向上
　・自立した日常生活を営むことを目指し、ライフステージに応じ、「こころの健康」「次世代の健康」「高齢者の健康」を推進。
　・国は、メンタルヘルス対策の充実、妊婦や子どもの健やかな健康増進に向けた取組、介護予防・支援等を推進する。

④ 健康を支え、守るための社会環境の整備
　・時間的・精神的にゆとりある生活の確保が困難な者も含め、社会全体が相互に支え合いながら健康を守る環境を整備。
　・国は、健康づくりに自発的に取り組む企業等の活動に対する情報提供や、当該取組の評価等を推進。

⑤ 栄養・食生活、身体活動・運動、休養・睡眠、飲酒、喫煙、歯・口腔の健康に関する生活習慣の改善及び社会環境の改善
　・上記を実現するため、各生活習慣を改善するとともに、国は、対象者ごとの特性、健康課題等の十分な把握を行う。

図表8 健康日本21（第2次）の概要

施策の中に入っているかどうかであると言っても過言ではありません。

6 データを分析し、3次予防に活かす試みも

　こうした中、市町村等の保険者が行なっている特定健診と電子化されたレセプトデータを利用し、保健指導のメリットを活かし、「第2次健康日本21」を着実に推進しようとする施策も出てきました（**図表9**）。特定健診などのデータを分析し、受診勧奨を通じ高血圧の改善、脂質異常症の減少、糖尿病性腎症による新規透析導入患者数の減少を実現しようとする従来の活動に加え、今後は、脳血管疾患死亡率の減少、虚血性心疾患の減少、糖尿病による新規透析導入患者数の減少という、糖尿病の合併症イベントの抑制、すなわち「3次予防」の実現につながる活動が求められています。

　この施策における個人のメリットとしては、糖尿病の合併症イベントである透析、失明、足切断等による生活の質（QOL）の低下を防ぐことですが、保険者のメリットとしては、特に高額・長期に及ぶ透析導入を予防することにより、地域医療経済への影響の減少が図れることです。

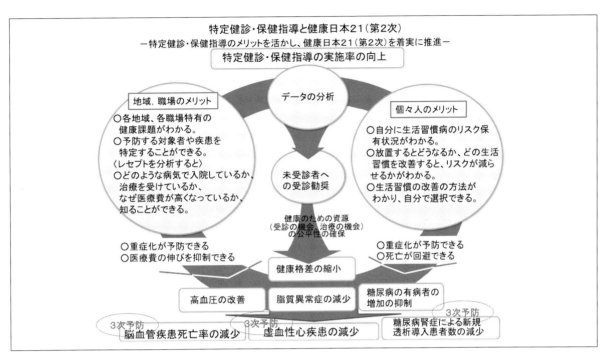

図表9 特定健診・保健指導と健康日本21（第2次）

7 国が進める「データヘルス」とは

　国は、平成25（2013）年6月「日本再興戦略」（閣議決定）、「健康・医療戦略」（大臣申し合わせ）などを踏まえ、「予防・健康管理の推進」や「医療情報の電子化の利用・活用」を通じて、「国民の健康寿命が延伸する社会」の構築を目指すとしています。そして、「安心で質の高い医療・介護サービスの提供」を実現しようとしています。

　予防・健康管理の推進を実現するにあたって活用されるのが、電子化されたレセプトデータと電子化された健診情報（KDB：国保データベース）であり、これらの情報を保険者中央団体・保険者が「KDB（国保データベース）システム」として共同利用できるようになっています。

　「データヘルス」とは、簡潔に言えば、KDBなどを活用した医療保険者によるデータ分析に基づく医療と連携したハイリスクアプローチを伴った保健事業のことと言うことができます（**図表10**）。

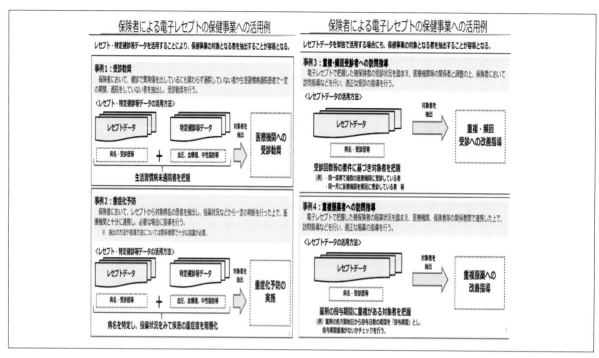

図表10 保険者による電子レセプトの保健事業への活用例

出典：厚生労働省「平成25年度地域・職域連携推進事業関係者会議」資料

8 データヘルスと糖尿病性腎症の重症化予防

　データヘルスの重要なターゲットが、糖尿病性腎症の重症化予防です。これまで見てきたように、糖尿病性腎症の重症化によって透析導入になれば、1人当たりの医療費、さらには国の地域医療財政に大きな負担となってのしかかってきます。

　いかにして、重症の糖尿病性腎症患者の透析導入をくい止めることができるか、データヘルスは、個人の健康生活への影響はもとより、国の健全な医療政策にも大きく関係してきます。

◆【コラム】KDBができること、できないこと

　KDB（国保データベース）は、国保連合会が各種業務を通じて管理する給付情報（健診・医療・介護）等から「統計情報」を作成するとともに、保険者からの委託を受けて「個人の健康に関するデータ」を作成し、提供します（**図表11**）。

　健診、医療、介護の各種データを個人、保険者、比較情報（県・同規模保険者・全国）単位に突合・集計し、帳票として出力します。出力帳票は、平成25（2013）年10月に23帳票、同年12月に27帳票、平成26（2014）年5月に14帳票を順次提供する形で進められてきました（**図表12**）。

　KDBだからこそできるのは、通院疾病名の把握、検査実施の有無、投薬状況の把握、治療中断者の特定、疾病管理MAP未掲載患者の把握（疾病管理MAPについては後述）・域外通院患者の把握・検査率の把握などとなっています。

　逆に、KDBではできないことは、検査値に基づく病態把握、療養・栄養指導の内容把握などが挙げられます。

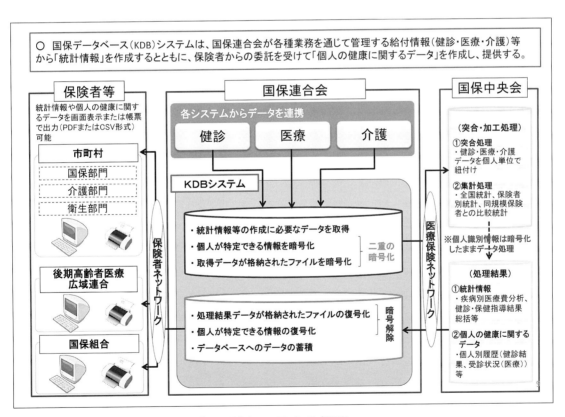

図表11 国保データベース（KDB）システムの概要

出典：国民健康保険中央会「国保データベース（KDB）システム活用マニュアル」（平成25年10月）

○ 国保データベース(KDB)システムでは、健診、医療、介護の各種データを個人、保険者、比較情報(県・同規模保険者・全国)単位に突合・集計し、帳票として出力する。また、帳票はCSV形式(※)でも出力が可能。
　※データをカンマ(,)で区切って並べたファイル形式。表計算ソフトなどを用いて再集計やグラフ化ができる。

○ 出力帳票は、平成25年10月に23帳票、同年12月に27帳票、平成26年5月に14帳票を順次提供予定としている。

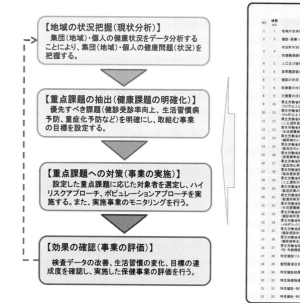

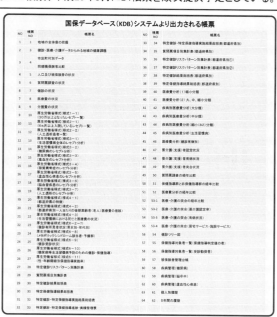

図表12 国保データベース(KDB)システムの出力帳票

出典：国民健康保険中央会「国保データベース(KDB)システム活用マニュアル」(平成25年10月)

第2章

KDBを活用、行政と医療が連携して地域の透析を予防する

ともすると、これまで保健師、国民健康保険担当者などの行政と、病院など医療機関との連携がうまくいかなかったきらいがあります。しかし、これからは、行政と医療が連携し、KDB（国保データベース）等をフルに活用して地域の医療の課題を「見える化」し、課題の解決に取り組むことが必要となってきます。さらには、診療所と病院の効率的な機能分化によって、地域の医療資源の見直しを図り、糖尿病性腎症の重症化、透析導入を予防することが重要です。

第2章 KDBを活用、行政と医療が連携して地域の透析を予防する

1 ある地方都市の透析患者数の推移からわかること

　全国の中でも人口当たりの透析数が多い千葉県F市の人工透析患者数の推移を見てみます。平成20（2008）年の時点で人口約5万人の中で透析を受けている患者数は150人で、人口の0.3％になります。この150人の患者にかかる透析医療費は1人当たり約500万円で、500万円×150人＝7億6,000万円となります。これはF市の総医療費の実に10％に当たります（**図表13**）。

　このグラフの透析患者数で注目すべき点は、■部分が糖尿病性腎症で透析を受けている患者数で、その数は平成14（2002）年あたりから急激に増加していることです。第1章で全国的にも透析患者に占める糖尿病性腎症患者の割合が増えていると述べましたが、このグラフから地域においても同様の状況が生まれていることが見て取れます。

　糖尿病性腎症の重症化によって透析患者数は増加し、それに伴い医療費は増加しているにもかかわらず、専門医やスタッフの数は限られ、しかも医療財源も限りがあるという現実が存在します。医師不足というマンパワーの問題だけでなく、糖尿病、慢性腎臓病、心臓血管系の疾患などの重症化に伴う医療費の急増の中で、限られた財政でどのように地域の医療を維持・継続させていくかが重要なテーマとなっています。

　これは、千葉県の一都市の問題ではなく、多くの日本の地方都市や地域が直面している問題であると言えます。

2 KDBを活用し、地域ぐるみで透析患者にしない！

　重要なことは「地域ぐるみで透析患者にしない！」ということです。それぞれの地域で、透析患者を予防することができれば、日本全体の透析患者数の増加、さらには医療費の増大を抑制することができるからです。

　そのためにKDB（国保データベース）は非常に有効なツールであることは間違いありません。たとえば、KDBは地域医療の実態が金額ベースでアウトカムされ、経済上のインパクトが非常に明確に見える化されるデータベースです。KDBは、このように医療費等の地域の課題を「見える化」することが可能です。医療費の情報に限らず、地域の抱えている医療課題を行政から医療機関に対して情報発信するのに適したツールと言えます。

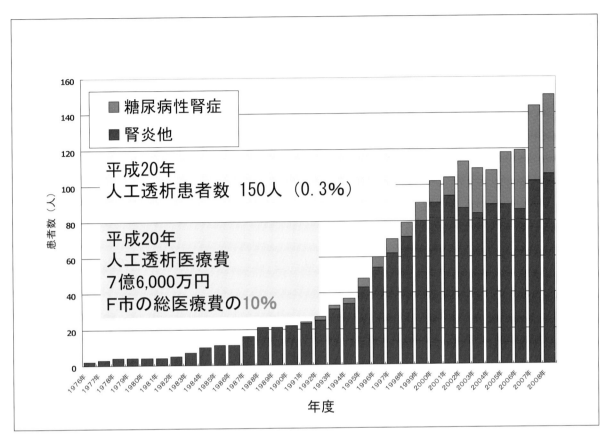

図表13 千葉県F市(人口5万)の人工透析患者の推移

3 医療保険者と医療機関の連携

　KDBを使った糖尿病性腎症の重症化予防を具体化するための重要なポイントは、行政（保健師、国民健康保険担当者）と医療機関の密接な連携です。

　これまでは、医療機関が単独で病院内の医療に専念してきた傾向がありますが、これからは、地域の課題をKDBなどを通して行政が「見える化」し、その情報を医療機関側が共有化し、行政と医療機関が協働して地域の医療課題を解決していくことが非常に重要になってきます。

　限られた医療資源、医療財源の中で自分たちの町・地域の医療を継続させるために、学習会などを共同で開催しながら、行政と医療機関が問題意識を出し合える「場」をつくり、次に行政と医療機関が連携しつつ、協働のワークフローを構築していくことが大切です。

4 「平成26年度診療報酬改定」による医療機関の機能分化政策

　先に医療スタッフなど地域の医療資源や医療財源の有限性の問題に触れましたが、それだけに、いかにして地域ヘルスケア資源を効率的に活用していくかが問われます。

　「平成26年度診療報酬改定」が実施されましたが、その最大のポイントは、「医療・介護・予防・住まい・生活支援が一体的に提供される地域包括的ケアシステムの構築を実現する」ことです。

　地域包括ケアシステムは、「保険者である市町村や都道府県が、地域の自主性や主体性に基づき、地域の特性に応じて作り上げていく」ことが重要であるとされています。こうしたシステムを作り上げ、地域のヘルスケア資源を有効に稼働させるためには、地域の医療施設の役割分担に応じた効率的な活用がポイントになります。

　しかし、高齢者における慢性疾患の地域の現状を見ると、病院にも軽症患者が多数受診し、反対に診療所にも重症患者が受診しているなど、重症化防止の観点上、非効率的な医療資源の利用が見られます（**図表14**）。このため、「平成26年度診療報酬改定」では、「外来医療の機能分化・連携の推進」を掲げて、「主治医機能（糖尿病、高血圧、脂質異常症、認知症）の評価」「大病院の一般外来の縮小」による医療資源の見直しの方向性を打ち出しました（**図表15**）。

5 データヘルスと糖尿病性腎症患者の層別化

　「外来医療の機能分化・連携の推進」を実現するためには、患者の症状を的確に把握し、地域全体で軽症患者と重症患者を層別化し、大病院、診療所（主治医）へ適切に振り分けることが必要になります。

　これを糖尿病の治療で見てみると、病院において「疾病管理MAP」（次章で詳細に解説）を用いて糖尿病性腎症を1期から4期までに層別化し介入を図り、2期、3期、4期の腎症患者においては次章で述べる「糖尿病透析予防指導管理」によって高度機能病院で管理し、腎症1期の患者は診療所（主治医）において治療するシステムを構築することになります。

　それは、行政のKDBと医療機関における検査データを合わせた地域ぐるみの「疾病管理MAP」により、地域全体の患者重症度層別化を図り、地域医療資源の最適化を実現することであり、「データヘルスによる患者と医療資源の最適化」につながるものと言えます。

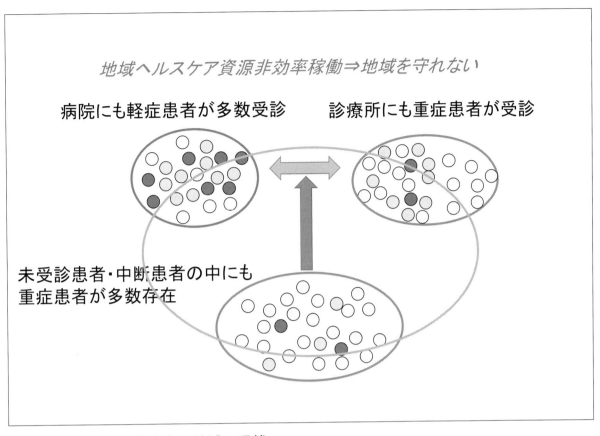

図表14 高齢者慢性疾患の地域の現状

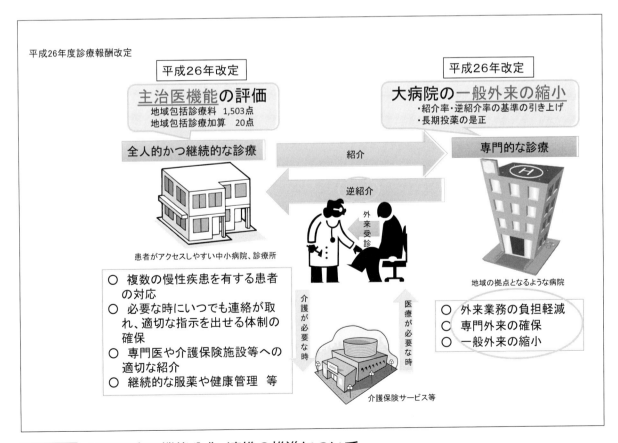

図表15 外来医療の機能分化・連携の推進について

第3章

データ分析——
透析ハイリスク患者は
どこにいるのか

透析予防を実現するためには、近い将来において透析導入が必要になる糖尿病性腎症患者を把握することが必要です。たとえば、その地域における先5年間の新規透析導入見込み患者数が把握できれば、その患者に的を絞った手厚い介入が可能になります。では、どうしたら、その地域の近い将来の新規透析導入患者数を予測できるのでしょうか。ここでは、病院など医療機関の検査データの重要性に着目しながら、医療と行政の連携を考えてみます。

第3章　データ分析──透析ハイリスク患者はどこにいるのか

1 | 地域データは、病院検査データと特定健診データの2つに大別される

　地域の「データヘルス」の基礎になるものは、その患者の健康状態や病状が記録されたデータであることは言うまでもありません。しかし、実はこうした患者のデータが一元的に管理されているわけではないのが現状です。

　どんなデータがどこに集積されるかを見てみると、大きく2つに分かれます。

　1つは病院などの医療機関で診察を受けた患者のデータで、これは医療機関が市町村や健康保険組合などに請求するレセプト（医療診療報酬明細書）に記載されていて、国民健康保険のデータ（KDB：国保データベース）として蓄積されます。しかし、このデータには、その患者がどんな検査をしたのかという情報は記載されていても、たとえば、血液検査によるHbA1cの値や尿検査によるアルブミン値など具体的な検査数値についての情報はありません。これらの具体的な検査数値データについては病院など医療機関が持っています。

　もう1つは行政が実施する特定健康診査（特定健診）に蓄積されたデータです。特定健診を受けた人のデータは行政が持っていて、このデータには、具体的な検査数値が含まれていることが多いのですが、後で述べるように特定健診を受ける人は必ずしも多くはありません。

　いずれにしろ、地域の「データヘルス」の基礎となるデータは、病院検査データと特定健診データの2つがあることを知っておくことが必要です（**図表16**）。

2 | 糖尿病の通院患者にはどれくらいの透析予備軍がいるのか

　「データヘルス」による透析予防を実践するためには、これから透析になりそうな人に対して有効な治療を集中的に施すことができるかが、非常に大きな鍵になります。

　ここで役に立つのがeGFR（推算糸球体ろ過量）です。先ほど述べたように、病院には患者の具体的な検査数値の情報があり、その中のeGFRは、近い将来において透析が必要になる患者をトリアージ（選別）するうえで重要なデータになります。

　愛媛県八幡浜市は人口約3万5,000人の都市で、毎年の新規透析導入患者数は15〜16人とされています（**図表17**）。市立八幡浜総合病院に通院加療中（循環型連携を含む）の糖尿病患者のeGFRデータを用いて5年以内の透析導入の可能性がある患者数を予測してみました。

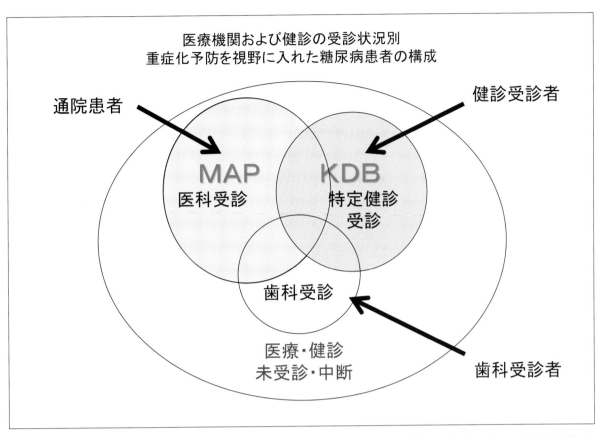

図表16　医療機関および健診の受診状況別　重症化予防を視野に入れた糖尿病患者の構成

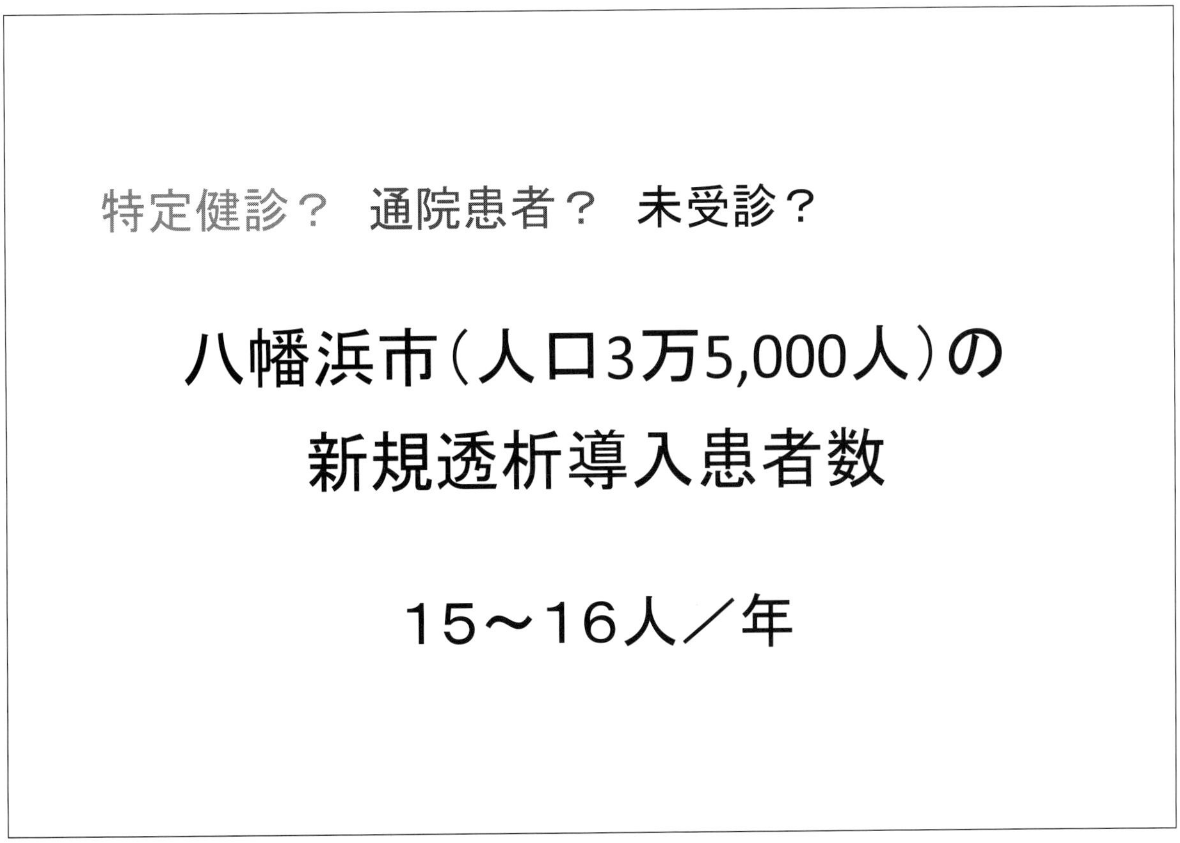

特定健診？　通院患者？　未受診？

八幡浜市（人口3万5,000人）の
新規透析導入患者数

15〜16人／年

図表17　透析導入のハイリスク患者はどこにいるのか？

まず、同病院に通院加療中の糖尿病患者全員を網羅する「疾病管理MAP」を作成しました。これによって、人口約3万5,000人の市の地域中核病院である同院に1,636人が糖尿病で通院していることが判明しました。この「疾病管理MAP」から平成23（2011）年以降eGFRを最低3回以上測定した糖尿病患者全員を層別抽出したところ、1,360人であることが判明しました（**図表18**）。

直線回帰式でΔeGFRを算出、透析導入時期を算出したところ、5年以内に透析導入の可能性がある患者は約90名と推定されました（**図表19**）。

これを5年で割ると、毎年18名が透析導入になる計算になります。この中にはターミナル期の方もおそらく含まれるでしょうから、それを考慮すると、18名よりも少なくなり、前述した新規透析導入患者数の15～16人とほぼ一致してきます。

このように、5年以内の透析患者数を予測し特定することができると、患者への介入の仕方をより効率化することができます。通院中の約1,600人を対象とした介入はどうしても薄くしかできないので、90人に絞った介入をし、腎症の進展を止めることができれば、地域の限られたマンパワーであっても、中身の濃い介入が可能になり、透析阻止の可能性が高まってきます。

3 特定健診受診者＆未治療群にはどれくらいの透析予備軍がいるのか

特定健診のデータに基づいて、5年以内に人工透析導入になる患者数を、人口約5万人の千葉県東金市を例にして推定してみました。東金市では特定健診に平成23（2011）年度からeGFR、尿蛋白定性を導入しました。東金市も高齢化が進展しておりますが、特定健診の受診率は全国平均の約30％に留まっており、東金市の特定健診受診者は約5,000人です。つまり、5,000人×0.3＝1,500人が特定健診を受診していることになります。

平成26（2014）年度から4年間のeGFRの推移に基づいてeGFRを算出し、透析導入時期の試算を行いました（**図表20**）。その結果、5年以内に透析導入になりそうな人は8人であり、年平均1～2人になります（**図表21**）。

同じようにして人口約3万5,000人の八幡浜市の特定健診患者MAPから5年以内に透析導入になると予測される患者数を推定すると、人口1万人当たり年1～2名となっています（**図表22、図表23**）。

こうして見てくると、東金市の場合も八幡浜市の場合も、「5年以内に透析導入になる可能性のある患者」の大部分はすでに病院の通院患者の中にいることがわかります。

3 特定健診受診者＆未治療群にはどれくらいの透析予備軍がいるのか

1. 市立八幡浜総合病院に通院加療中（循環連携を含む）の糖尿病患者全員を網羅する『疾病管理MAP』を作成。

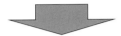

八幡浜市の人口：約3万5,000人
通院加療中の糖尿病患者：1,636人

2. 「疾病管理MAP」から、平成23年以降eGFRを最低3回以上測定した糖尿病患者全員を層別抽出（1,360人）

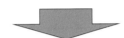

直線回帰式でΔeGFRを算出、透析導入時期を算出

図表18 市立八幡浜総合病院の糖尿病患者MAPからの糖尿病性腎症透析導入ハイリスク患者のトリアージ方法

すでに死亡	8名
すでに透析導入	12名
5年以内に透析導入の可能性（1年間18名前後）	89名
5年〜10年で透析導入の可能性	77名
高血糖の是正に伴うeGFRの低下（過剰濾過改善）	18名
治療中断	15名
その他	4名

図表19 糖尿病性腎症透析導入ハイリスク患者のトリアージ結果

第3章 データ分析──透析ハイリスク患者はどこにいるのか

1. 特定健診に、平成23年度よりeGFR、尿蛋白定性を導入した。

2. 平成26年度から、4年間のeGFRの推移からΔeGFRを算出し、透析導入時期の試算を行った。

東金市の人口：約5万人
特定健診受診者数：約5,000人

⬇

4年間のeGFRの減少率高値群（$\geq$16%）を抽出

⬇

直線回帰式でΔeGFRを算出、透析導入期を算出

図表20 東金市の特定健診患者MAPからの糖尿病性腎症透析導入ハイリスク患者のトリアージ方法

連番	性別	年齢	eGFR H23	H24	H25	H26	eGFR減少率 ΔH24	ΔH25	ΔH26	尿蛋白 H23	H26	Δ eGFR（年）	透析導入時期（月後）	透析導入時期（年度）
14	男	59歳	36.0	25.5	17.2	11.1	-29.17	-52.22	-69.17	++	++	8.30	6	H27年度
15	男	68歳	44.3	33.9	26.0	15.0	-23.48	-41.31	-66.14	±	+++	9.58	12	H27年度
126	女	73歳	64.6		30.8	37.9		-52.32	-41.33	−	+	10.04	30	H28年度
5	男	73歳	55.5	55.3	47.9	30.8	-0.36	-13.69	-44.50	++	++	8.15	43	H29年度
34	男	67歳	64.4	54.9	47.7	39.2	-14.75	-25.93	-39.13	−	−	8.28	48	H30年度
119	男	61歳	66.3	58.9	42.1	44.2	-11.16	-36.50	-33.33	−	−	8.31	50	H30年度
30	男	58歳	32.7	33.5	29.8	21.7	2.45	-8.87	-33.64	+	++	3.67	59	H31年度
103	男	68歳	45.1	39.7	35.2	30.3	-11.97	-21.95	-32.82	+++	++	4.89	59	H31年度
100	男	70歳	57.4	52.6	41.8	41.1	-8.36	-27.18	-28.40	−	−	5.97	67	
20	男	75歳	42.3	33.9	35.9	29.7	-19.86	-15.13	-29.79	±	+	3.58	81	
59	男	73歳	43.4	44.7	38.2	34.0	3.00	-11.98	-21.66	+	++	3.47	100	
22	男	75歳	36.8	36.6	28.9	30.4	-0.54	-21.47	-17.39	+	++	2.69	103	
28	女	65歳	60.1	52.8	49.4	46.8	-12.15	-17.80	-22.13	−	−	4.33	110	
1	女	71歳	95.3	101.9	99.0	75.4	6.93	3.88	-20.88	++	±	6.26	149	
127	男	73歳	51.6	47.6	46.2	43.0	-7.75	-10.47	-16.67	++	++	2.72	163	
93	女	66歳	53.5	43.5	43.3	44.7	-18.69	-19.07	-16.45	−	−	2.66	164	
42	男	75歳	72.6	68.5	72.0	60.4	-5.65	-0.83	-16.80	+	±	3.31	208	

ΔeGFRを用いて透析導入時期を算出した結果、**未受診患者を含む8名の患者**が、**今後1〜5年以内に順次透析導入**になることが判明し、今後医療機関と連携協働して、透析予防に取り組むこととなった。

図表21 糖尿病性腎症透析導入ハイリスク患者のトリアージ結果

3 特定健診受診者＆未治療群にはどれくらいの透析予備軍がいるのか

1. 特定健診に、平成23年度よりeGFR、尿蛋白定性を導入した。

2. 平成26年度から、3年間のeGFRの推移から△eGFRを算出し、透析導入時期の試算を行った。

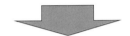

八幡浜市の人口：約3万5,000人
特定健診受診者数：約3,000人

⬇

3年間のeGFRの減少率高値群（≧12％）を抽出

⬇

直線回帰式で△eGFRを算出、透析導入期を算出

図表22 八幡浜市の特定健診患者MAPからの糖尿病性腎症透析導入ハイリスク患者のトリアージ方法

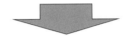

個人番号	性別	年齢	透析導入時のeGFR	現時点のeGFR	△eGFR(月)	△eGFR(年)	透析導入時期月後	透析導入予測年度
325732	女	73	6	19	1.346	16.15	14	平成27年度
2122511	男	79		30.4	0.871		35	平成29年度

受診率30％の特定健診受診者の中で、5年以内に人工透析導入になる患者は人口1万人あたり2名前後である。

2092336	女	74		78.6	0.920	85
372609	女	53		77.4	0.900	86
169510	男	72		47.4	0.550	86
368369	女	76		42.8	0.496	86
2102781	女	69		40.7	0.467	87
40959	男	78		32.7	0.367	89

△eGFRを用いて透析導入時期を算出した結果、未受診患者を含む6名の患者が、今後1〜5年以内に順次透析導入になることが判明し、今後医療機関と連携協働して、透析予防に取り組むこととなった。

図表23 糖尿病性腎症透析導入ハイリスク患者のトリアージ結果

第3章 データ分析——透析ハイリスク患者はどこにいるのか

4 医療と行政の連携の重要性

　したがって、透析予防において重要なことは、5年以内に透析導入が予想される通院加療している人に重点的に介入するほうが効率的であるということです。仮に毎年透析導入になる患者が15人いるとすると、その中の14人は通院加療中の患者であり、通院していない人は1人くらいしかいないのなら、その14人の患者に行政と病院など医療機関が連携して、透析予防に全力投球することが重要と言えます。

　こうしたデータを行政と医療が連携して「見える化」することによって、透析予防のための限られたヘルスケア資源の投入先が明確になり、より実践的な透析阻止に結びついていくと考えます。

第4章

糖尿病性腎症の臨床における最新動向

糖尿病性腎症の重症化が透析導入の大きな原因となっていることから、糖尿病性腎症の重症化予防に向けた臨床現場での様々な取り組みに注目が集まっています。新たな薬剤の開発や適合、さらには薬剤の効果を阻害しないための減塩指導の重要性がクローズアップされてきました。ここでは、糖尿病性腎症における臨床現場の最新動向を追っていきます。

第4章 糖尿病性腎症の臨床における最新動向

第1節 院内対応の限界

　わが国は世界でも最たる超高齢社会であり、糖尿病患者の高齢化も進んでいます。現在、糖尿病性腎症の進行抑制や透析阻止のために新薬の投入や生活習慣の改善、減塩指導などが取り入れられるようになっています。こうした治療や指導を生活能力、判断能力の低下しつつある高齢な患者等に対してより効果的に行なうためには、病院などの医療機関だけでなく、行政保健師などの院外の指導機能と連携することが必要な時代になっています。

1 透析予防には、投薬＋生活習慣の行動変容が不可欠

　糖尿病性腎症は、生活習慣病である糖尿病が10年、15年と経過する中で、心臓や眼、足などにさまざまな合併症が出て、さらに重症化の過程ののちに失明、脚部の壊疽―切断に至るとされています。

　糖尿病性腎症とCKD（慢性腎臓病）の重症度分類の関係においては、これまでは腎症3期に至ると合併症の進展阻止は困難で、いずれ透析は不可避である、いわゆる「Point of no Return」という考え方が一般的でした。しかし、最近では腎症3期でも適切な薬の投与と生活習慣の行動変容があれば、透析導入を避けられる確率がかなり高くなってきており、状況が大きく変わってきています。

　つまり、透析予防においては「薬と生活習慣の行動変容」が進展阻止のための必要十分条件ということになります。

2 腎症2期、腎症3期における投薬と行動変容の重要性

　腎症2期の段階においても「薬と生活習慣の行動変容」は重要なテーマになります。

　腎症2期での投薬として近年注目されている薬にARB（アンジオテンシンⅡ受容体拮抗薬）があります。この薬は実は腎臓の薬でも糖尿病の薬でもなく、血圧を下げる降圧剤です。糖尿病は血管にダメージを与えます。医師は血管を保護するために血圧をコントロールすることを目的にARBを投与していたのですが、このARBには腎保護作用があること

がわかってきたのです。

実際、2期の糖尿病患者にARBを投与したところ、アルブミンが減少するというデータも見られ、腎機能を改善することもわかってきました。しかし、このARBは減塩を伴わないと効果が出ないという興味深いデータがエビデンスとして知られています。

腎症3期においても、同様に薬の投与と生活習慣の行動変容が重要視されています。腎症3期には腎機能の低下の進行をくい止める新たな治療薬としてGLP-1（グルカゴン様ペプチド-1）が注目されるようになりました。この薬は保険診療で使える血糖薬ですが、腎保護作用のレポートが多く出ている中、減塩を伴わないと効果を発揮しないとの症例研究も出ています。

3 病院における減塩指導の難しさ

先ほど述べたように、透析予防には薬の適切な投与とともに、減塩など日常生活での自己管理が求められます。入院していれば投薬が効果を発揮する環境は病院食等で強制的に作ることができますが、外来患者に対しては食生活に対する指導が必ずしも行動変容に結び付いているわけではありません。患者は初診時からエネルギー指導や減塩指導を病院の管理栄養士などから受けているはずですが、そうした指導を日常生活においてきちんと守れるかというと難しいのが実情です。

病院から生活習慣の改善を指導されても、行動変容ができなかった患者の場合、投薬の効果が出ず糖尿病が進行し、合併症が出て、透析寸前のところまで病状が重症化してしまうわけです。月に1回、あるいは2か月に1回程度しか来院しない慢性疾患外来での減塩指導の難しさが見えてきます。

4 腎症と透析の関連性の認識の薄さが減塩にも影響

最近では、腎症患者の多くが高齢者であるという特徴があります。何十年も続けてきた食生活の習慣を変えるように指導を行なっても、なかなか一朝一夕には変えられないという現実があります。

それを変えるためには、糖尿病と腎症と透析の関連性を理解してもらい、「どうしても透析導入を阻止するのだ」という強い意志をもってもらわなくてはなりません。

ところが、糖尿病患者へのインタビュー調査を行なったところ、「糖尿病については長年聞いているけれど、腎症については聞いたことがない」という人が多いことがわかって

きました（**図表24**）。

　その理由としては、糖尿病の担当医が糖尿病によって腎臓が悪くなることをあまり話していないこと、もしくは、医師は話をしているにもかかわらず患者は自分が糖尿病だと思っているので、腎症については話を聞き流してしまっているということ、この2つの理由が考えられます。医師がまったく話をしていないということは考えにくいので、理由の大半は後者にあると思われます。

　いずれにしても、糖尿病と腎症と透析との関連性に対する患者自身の認識の薄さ、それによる食生活での減塩への取り組み不足が、特に高齢者において大きな問題になっています。

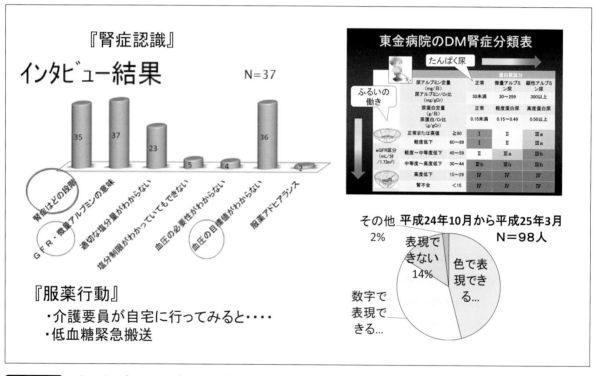

図表24 インタビュー調査に基づく腎症認識

5　患者の高齢化と院内指導のみの限界

　食生活の改善、減塩への意識付けの具合を見るために、患者の塩分摂取を層別化し、どの階層の患者が、減塩指導により行動変容するかを調査してみました（**図表25**）。

　結果を見ますと、塩分摂取量の中程度の人は看護師や管理栄養士から減塩指導をされると、比較的素直に減塩に取り組み定着する傾向が見られます。しかし、ふだんから塩分摂取の多い人、つまり塩味が好きな人は減塩指導を受けてもなかなか食生活を変えようとはしないと言えます。

高齢者にとって昔から好きな味、馴れ親しんだ味を変えなさいと言われても、すぐには変えることができないというわけです。たとえばラーメンの汁をすべて飲み干さないと食べた気がしない、ご飯に味噌汁と漬け物はつきもの、といった食習慣をもつ人が、こうした食生活を変えるのは至難の業と言えるでしょう。

食生活だけでなく、高齢者の腎症進行を阻止するうえで難問なのが認知機能の衰えです。認知機能が衰えた患者の場合、病院で指導されたことを覚えておいて、家に帰って奥さんや夫、あるいは家族等にきちんと伝えられない場合も出てきます。薬を決められた通りに飲む服薬管理、いわゆる服薬コンプライアンスもできにくくなります。薬の飲み忘れによる大量の残薬はよく見られるケースですが、糖尿病の患者でインスリンを自己注射している人が、食事の前に注射したことを忘れて食事の後にすぐに打ってしまう例もあります。すると低血糖状態に陥って倒れてしまう危険性があります。

こうして見てくると、合併症が出ている多くの高齢糖尿病患者の場合、減塩のための毎日の食生活の管理、服薬管理、インスリン注射の時間管理など、病院など医療機関の院内指導ですべてをコントロールすることには限界があるということが理解できます。

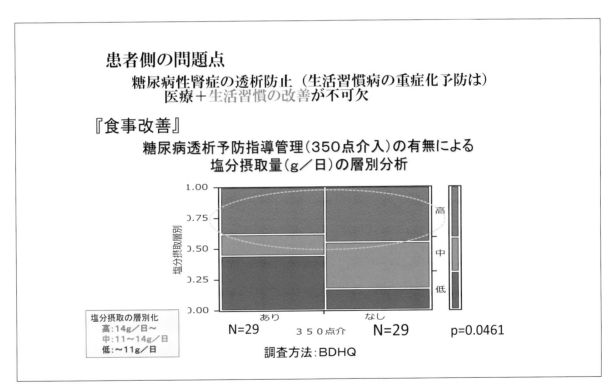

図表25 糖尿病腎症患者における問題点

6 院内と院外が連携して糖尿病性腎症の重症化を防ごう

　高齢化の進展により、病院などの医療機関だけで糖尿病性腎症の進行阻止や透析予防を行なうことはますます難しくなります。それゆえ、いかにして院外での（生活の場での）患者の行動変容をサポートするかが重要になってきます。

　逆に、保健所や、保健所が委託した業者による医療機関と連携しない指導にも問題があると言えます。医療機関でCKD（慢性腎臓病）重症度分類に対応し、2期、3期の患者ごとに投薬や減塩指導を行なっているにもかかわらず、保健所などの行政側が2期、3期の区分に関係なく一律な指導を行なうと、糖尿病性腎症の効果的な進行阻止や透析予防につながらないおそれも出てきます。

　また、病院においては高齢患者に対し、それぞれの理解力、自炊能力、家族のサポート力等を見極めつつ、項目を絞った指導を行なうことが多くなっていますが、その指導内容を把握せずにフルメニューの指導を行なうことは患者の混乱を招き、病院の指導効果をも阻害することになりかねません。

　医療機関と行政、院内と院外が連携して成功した例が第5章で紹介する埼玉県秩父郡の皆野町、臨床アウトカムの集積が財政アウトカムにつながった例が第6章で紹介する千葉県いすみ市の事例です。これらのケーススタディを参考に、これからは医療機関と行政が連携し、糖尿病の重症化を防いでいく必要があります。

第2節 糖尿病性腎症3期以降の重症化防止の最新知見

　腎保護作用がある薬剤が見いだされ、糖尿病性腎症の重症化や透析の導入を阻止するものとして大きな期待がかけられています。しかし、新たな薬剤も、減塩を行なわないと効果が発揮されないという所見も見られ、腎症患者の生活習慣において行動変容を促すような院内外の取り組みが不可欠になっています。

1 新たな腎保護薬剤への期待

　先にも触れましたが、これまで糖尿病性腎症は顕性たんぱく尿が出ると非可逆的に進行し、慢性腎不全に陥るとされていました。しかし、近年は血糖コントロールに加えて、塩分制限やAEC阻害薬またはARB（アンジオテンシンⅡ受容体拮抗薬）による血圧コントロールが注目されるようになり、寛解する例も見られるようになってきました。とはいえ、それで十分というわけではなく、糖尿病性腎症は末期腎不全のもっとも多い原因疾患で、その対策は重要です。さらなる腎保護作用をする薬剤の開発・導入が期待されています。

2 新しい腎保護薬剤の投与で透析を回避

　ある腎症3期以降でネフローゼになった患者の治療例を紹介します。
　63歳の女性で、透析導入が間近に迫ってきていました（**図表26**）。千葉県の東金病院では、新規治療を導入して経過を追いました。糖尿病性腎症3期以降で腎機能の低下が進んでいる患者に対して、その進行をくい止める可能性をもった新たな治療薬インクレチン（GLP-1：グルカゴン様ペプチド-1）を投与しました。インクレチンの作用は、1つは膵臓に対しインスリン分泌を刺激することですが、膵臓以外のさまざまなところにも作用して、糖尿病性腎症の合併症の進展阻止において今後大きなカギを握ることになるのが見えてきています。
　GLP-1という注射製剤には腎症の進展を阻止する効果があるというデータが徐々に出てきています。膵臓とは無関係に、ダイレクトに白血球や血管壁の細胞に作用して、高血糖によって起こる病変を止めることが、動物実験で明らかになっています（**図表27**）。その代表的な薬剤がリラグルチドで、これは保険診療で使われている血糖薬剤です。

第4章 糖尿病性腎症の臨床における最新動向

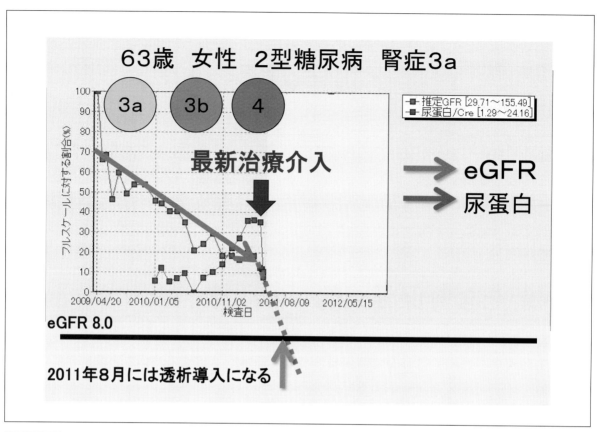

図表26 急速進行する糖尿病性腎症の一例

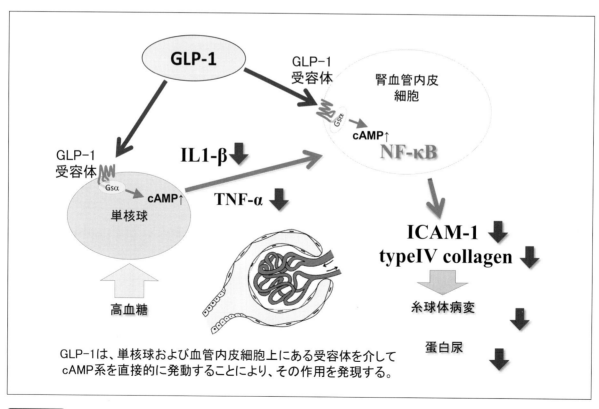

図表27 GLP-1の腎保護作用(蛋白尿減少)の分子機構

2　新しい腎保護薬剤の投与で透析を回避

　従来の治療法を行なっているにもかかわらず、尿たんぱくが0.5g以上出ている23名の患者さんに対し、新たに1年間リラグルチドを投与して、その結果を追ってみました。インスリンを併用している人が18名、23名全員がARBを飲んでいました（**図表28**）。1年間追跡調査を行なったところ、大部分の患者において尿たんぱくが大幅に減少しました（**図表29**）。

　このインクレチンを先ほど紹介した63歳の女性患者に投与したところ、尿たんぱくについてはあまり改善が見られませんでしたが、eGRFの低下が止まって、透析を回避できた最初の例になりました（**図表30**）。

リラグルチド開始後も併用

ビグアナイド薬: 10名
α-グルコシダーゼ阻害薬: 5名
速効型インスリン分泌促進薬: 4名
インスリン製剤: 18名

○降圧剤:
　ARB: 23名
　α遮断薬: 3名、中枢性交感神経抑制薬: 1名

図表28　リラグルチド投与前治療内容

第4章 糖尿病性腎症の臨床における最新動向

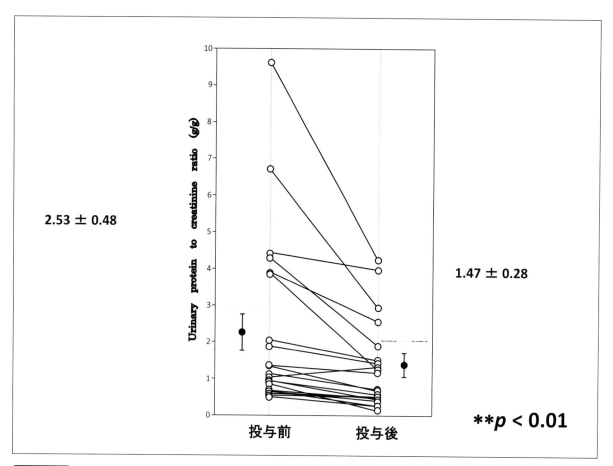

図表29 顕性腎症患者へのリラグルチド投与（1年間）の尿蛋白改善作用

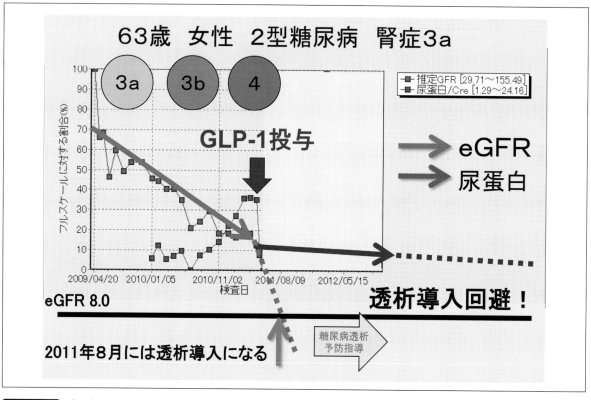

図表30 急速進行する糖尿病性腎症のGLP-1治療

3 腎症3期以降の腎症進行の指標は尿蛋白の増加か、eGFRの低下か

　地域の中で短期的に透析に移行するリスクが高い糖尿病性腎症の患者をどうやって見つけるかは、非常に重要なポイントです。尿蛋白の増加で見るのか、eGFRの低下で見るのか、2つの指標があります（**図表31**）。

　平成26（2014）年7月に、世界中の35の臨床研究を整理した論文が出されました〈JAMA. 2014 JUN 25,311（24）:2518-31〉。この論文によると、170万人の対象患者の中から1万2,000人が透析導入になるとしています。

　この論文では、透析導入の指標をeGFRとの相関関係に求めています。eGFRが60未満と60以上に分けて解析していますが、60未満の集団では糖尿病が38％を占めています。60未満の集団では、eGFRの減り方と透析に移行する比率には、極めて強い正の相関があり、しかもばらつきは非常に小さいと言えます。また、eGFRが増えていく人たちでは透析になるリスクが低いことも見えてきました。この成績から、基本的にeGFRの低下は透析になるかならないかの指標になると言え、特定健診における検査項目に指定する自治体が増えています。特に、60未満のゾーンにおいては非常に役に立つデータです（**図表32**）。

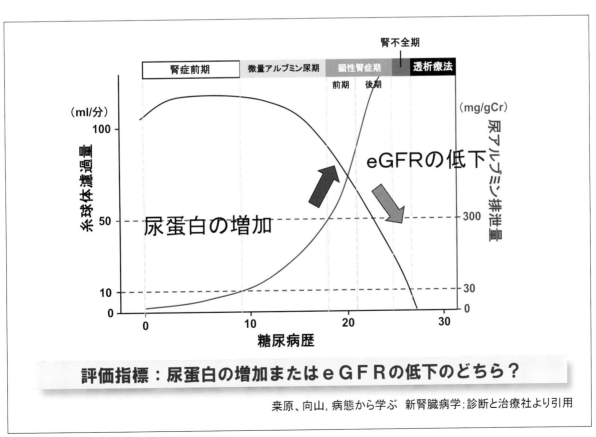

評価指標：尿蛋白の増加またはeGFRの低下のどちら？

槇原、向山, 病態から学ぶ 新腎臓病学;診断と治療社より引用

図表31 ヒト糖尿病性腎症の典型的（古典的）経過

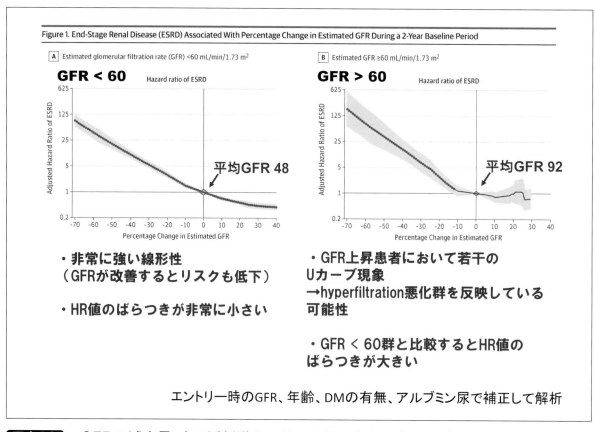

図表32 eGFRの減少量：人工透析導入のリスク因子として極めて有用

4 透析予防は減塩によるeGFRの低下が指標に

　千葉県の東金病院では、1年間のeGFRの変化量を出そうということで「ΔeGFR」というコンセプトを打ち出しました。ある患者の継続的なeGFRの測定値群を統計解析ソフトに入れて直線回帰式を求めたところ、eGFRが1か月当たり約2.6低下することがわかります。言い換えると、この患者のeGFRは年間で約30落ちることになり（ΔeGFRは30/年）、もし現在この患者のeGFRの値が40しかないとすると、約1年後には透析導入になることがわかります（**図表33**）。この解析手法は、透析導入時期の予想だけではなく、治療後のΔeGFRを測定することにより、治療アウトカムを判定することにも使えます。

　先ほどの**図表30**の女性は、リラグルチドを使っての治療後eGFRの低下がほぼストップし、ΔeGFR解析による透析導入予測時期が余命をはるかに超える時点となったため治療成功との判断になりました。

　GLP-1製剤は保険診療で使うすべての糖尿病治療薬と併用でき、現時点では腎症3期以降において進行をくい止める唯一の病態改善薬です。

　現在市販されているGLP-1受容体作動薬は4種類ありますが、そのうち臨床で使えるのは2種類です（**図表34**）。

投与前後での各月のeGFR測定値をJMPデータシートに入力し、直線回帰式を求め、ΔeGFRを算出した。

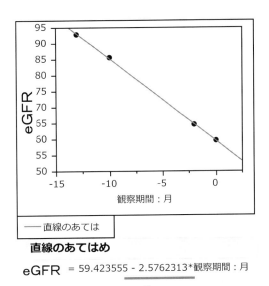

直線のあてはめ

eGFR = 59.423555 - 2.5762313*観察期間：月

↳ ΔeGFR 30 (/年)

図表33 ΔeGFRの算出方法

製品 添付文書 上の記載箇所	ビクトーザ® （リラグルチド）	バイエッタ® （エキセナチド）	ビデュリオン® （エキセナチド）	リキスミア® （リキシセナチド）
禁忌	記載なし	透析患者を含む重度腎機能障害のある患者［本剤の消化器系作用により忍容性がめられていない。］（「薬物動態」の項参照）	透析患者を含む重度腎機能障害のある患者［本剤の消化器系作用により忍容性がめられていない。］（「薬物動態」の項参照）	記載なし
使用上の注意	<慎重投与> 肝機能障害又は腎機能障害のある患者［十分な使用経験がい（【薬物動態】の項参照）］	<慎重投与> 中等度又は軽度の腎機能障害のある患者［十分な使用経験がい。］（「薬物動態」項参照）	<慎重投与> 中等度又は軽度の腎機能障害のある患者［十分な使用経験がい。］（「薬物動態」項参照）	<慎重投与> 重度腎機能障害（クレアチニンクリアランス30mL/min未満）又は末期腎不全の患者用経験がない。【薬物動態】の項参照］

出典：各製剤の添付文書より

図表34 GLP-1受容体作動薬の添付文書：腎機能障害に関する記載

第4章　糖尿病性腎症の臨床における最新動向

　東金病院のこの2年間の取り組みで見えてきたことは、腎症2期での尿中アルブミンの増加の阻止は、従来の治療法に加えて減塩のみです。腎症3期以降、特にこれから2、3年の間に透析になる人をくい止めることにはeGFR低下の阻止もしくは低下幅の縮小を目的として、減塩をベースにして新たな腎保護治療薬（GLP-1）を使う形になると考えられます。

5　透析予防の薬剤効果の発揮には減塩が不可欠

　すでに述べましたように、腎症2期、3期において、ARBやGLP-1などの薬剤は、生活習慣を変容し、減塩に取り組まないと効果が出ないことがわかってきました。透析予防を実現するためには、減塩を行なうことが不可欠です。

　医療機関では、入院患者に対しては栄養指導、実際の病院食などにおいて強制的に減塩管理を徹底することが可能ですが、外来診療である糖尿病においては、院外の指導機能（行政保健師等）と連携し、患者の生活の場での食生活指導をも活用し腎症患者の減塩を実践させることが大切です。

　透析予防の薬剤がその効果を発揮するためには減塩こそがポイントになることを改めて認識することが重要です。

6　投与群のトリアージ並びにアウトカム目標はΔeGFR

　GLP-1は新しい薬剤で価格も安価ではなく、かつ注射薬で使用のハードルは高いと言えます。しかも、先に述べたようにこの薬は腎症患者が減塩しないと効果が出ないとされています。このため、すべての腎症患者にGLP-1を投与することは、医療経済面から見ても、食生活の変容（減塩）の必要性から見ても、困難と言えます。

　そこで、ΔeGFRの数値によって腎症患者の透析導入時期を予測し、さらにその対象患者の余命、がんや認知症ほかの疾患などを総合的に検討して、薬の投与対象者をトリアージ（選択）することが必要になってきます。

　GLP-1を投与する患者をトリアージし、何としても透析を阻止すべく薬剤投与を開始したら、病院などの医療機関と保健所などの行政が、院内外で連携し、薬の効果を発揮するために減塩指導を徹底していくことが大切で、まさに地域ぐるみの取り組みが求められていると言えるでしょう。

6　投与群のトリアージ並びにアウトカム目標はΔeGFR

　介入効果（アウトカム）については、透析導入阻止件数を指標とした場合、数年後（腎症2期であれば10年後）にしか結果はわかりませんが、ΔeGFRを利用すれば、薬剤投入後（減塩が守れている場合）数か月後からその数値に変化が生じ、半年程度でΔeGFRの数値によって推測された透析導入時期が先延ばしされていることを確認できるとの症例報告が相次いでいます。

第5章

糖尿病性腎症2期の重症化防止の効果 行政―医療連携の枠組みとアウトカム

埼玉県皆野町の事例より

埼玉県皆野町では行政と医療が連携し、糖尿病性腎症による透析予防に積極的に取り組んでいます。病院の「疾病管理MAP」と「KDB（国保データベース）」を連動させ、医師、看護師、栄養士、保健師などが協力し合い、成果を上げつつあります。皆野町ではどのようにして行政と医療が連携し、透析予防に取り組んだのか、皆野町役場健康福祉課に勤める、医療との連携に尽力した梅津順子氏の取り組みを紹介します。

第5章 糖尿病性腎症2期の重症化防止の効果　行政―医療連携の枠組みとアウトカム

1 埼玉県皆野町の医療の現状

　皆野町は、埼玉県秩父地域にある人口1万522人、高齢化率31％、埼玉県内で5番目に高齢化が進んでいます。総合病院としては埼玉医療生活協同組合皆野病院があります（**図表35**）。

　KDB（国保データベース）からは、皆野町の医療の現実や課題が見えてきます。

　平成25（2013）年度の総医療費を100％としたとき、最も医療費がかかっている疾患は統合失調症です。統合失調症は長期入院となるケースが多いため、どうしてもかなりの医療費がかかってしまいます。2位は慢性腎不全（透析）、3位は糖尿病です（**図表36**）。外来医療費だけを見ると、慢性腎不全と糖尿病が1位と2位を占めます（**図表37**）。

　皆野町の国民健康保険の医療費（入院、外来医療費）の総額は約9億円で、そのうち慢性腎不全（透析患者）が約5,200万円、糖尿病が約4,800万円となっています（**図表38**）。

　皆野町における平成26（2014）年12月の国民健康保険（国保）の医療費中の生活習慣病の上位疾患は、1位が糖尿病、2位が高血圧症、3位が慢性腎不全、4位が脂質異常症、患者数はそれぞれ401人、665人、10人、480人になっています（**図表39**）。それをもとに、国保医療費総額に占める各疾患の割合と被保験者に占める割合をグラフにしたのが**図表40**です。慢性腎不全だけが、国保医療費総額に占める割合のほうが被保険者に占める割合よりも高くなっています。1人の患者さんに対して、慢性腎不全、つまり少数の透析治療にいかに医療費がかかっているかがわかります。

　その透析治療を受けている10人のうち、糖尿病性腎症の方が70％もいます（**図表41**）。

　こうしたデータから、地域住民の健康を守るためにも、また医療費削減という視点からも、いかに糖尿病腎症の重度化を防ぎ、透析への移行を食い止めるかが重要課題であることがわかります。

　一方で、皆野町の特定健康診査（特定健診）の受診率は平均30％と低く、いかに受診率を上げていくかが課題となっています。特定健診の結果からは、メタボリックシンドロームに該当する人は埼玉県の平均や同規模保険者と比べて多くはありませんが、メタボでないのに血糖値が高い人が、特に男性に、県平均や同規模保険者と比べて非常に多いのが特徴です（**図表42**）。また、男女ともに塩分摂取量が多いのも気になります。KDBはこういった地域の疾病構造の特色を見える化する優れたツールと言えます。

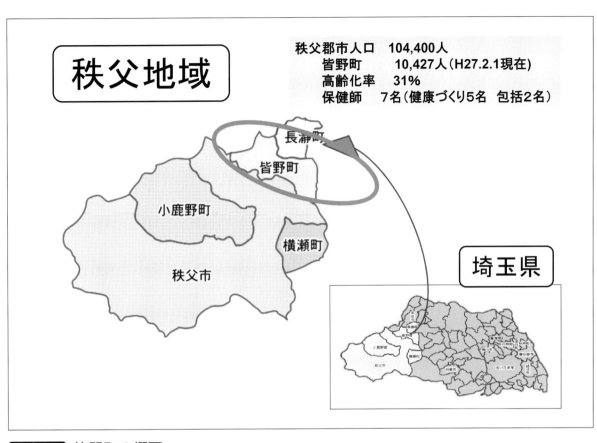

図表35　皆野町の概要

皆野町医療費分析（入院＋外来）

平成25年度　皆野町医療費分析

	入院＋外来	(%)
1位	統合失調症	6.9
2位	慢性腎不全	5.8
3位	糖尿病	5.4
4位	高血圧症	5
5位	関節疾患	3.6
6位	うつ病	2.6
7位	脂質異常症	1.9
8位	心筋梗塞	1.8
9位	クモ膜下出血	1.6
10位	肝臓がん	1.5

平成25年度のKDBによる解析：総医療費を100％として算出

図表36　皆野町医療費分析（入院＋外来）

第5章 糖尿病性腎症2期の重症化防止の効果　行政―医療連携の枠組みとアウトカム

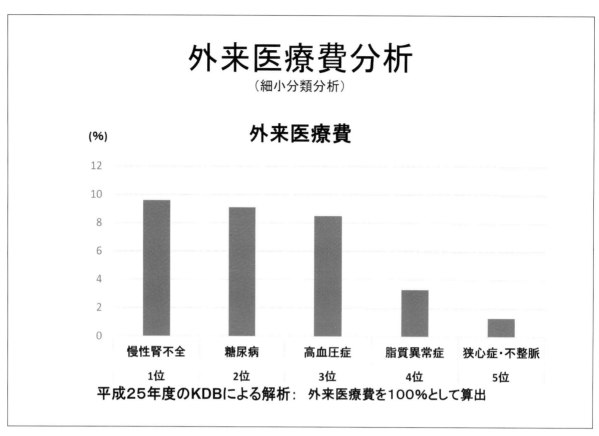

図表37　皆野病院の外来医療費分析

図表38　皆野町における国保医療費（平成25年度）

平成26年12月 国保医療費 生活習慣病 上位疾患

		医療費 （全体に占める割合%）	患者数 （被保険者総数に占める割合%）
1位	糖尿病	460万円（5.6）	401人（12.5）
2位	高血圧症	434万円（5.3）	665人（20.7）
3位	慢性腎不全	402万円（4.9）	10人（0.3）
4位	脂質異常症	221万円（2.7）	480人（15.0）

図表39 皆野町における国保医療費　生活習慣病上位疾患（平成26年12月）

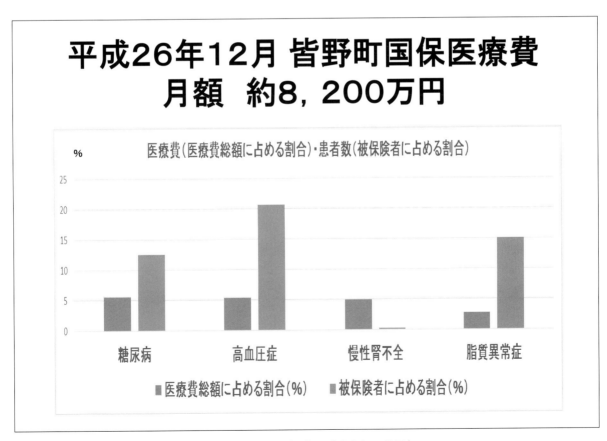

図表40 皆野町における国保医療費の月額（平成26年12月）

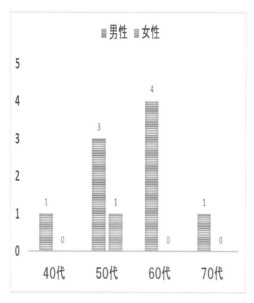
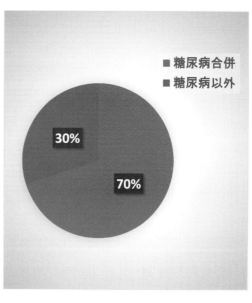

図表41 皆野町における人工透析患者の内訳

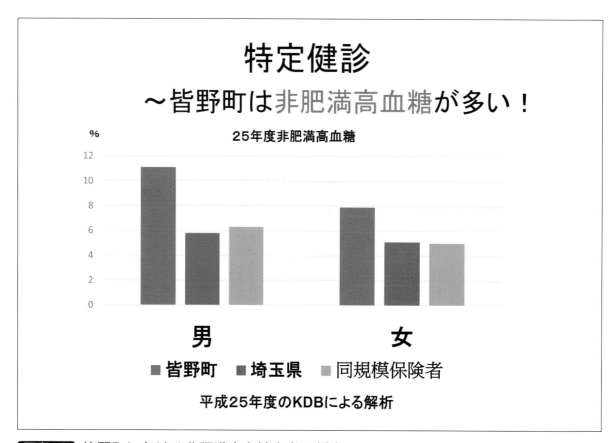

図表42 皆野町における非肥満高血糖患者の割合

2 行政と医療機関の連携がスタート

　秩父地域には、糖尿病専門医が2人しかいませんので、当地域の透析受け入れ可能数は限られています。すでに述べたように、メタボ対策だけをやっていても糖尿病の重症化予防はできないことも明らかです。

　皆野町の行政が新規の透析患者を1人でも減らしたいと考えていた頃、皆野病院では糖尿病重症化予防のための「糖尿病透析予防指導管理料350点」を算定しようとしていました。それまでの糖尿病性腎症重症化予防に向けた取り組みは、行政と皆野病院がそれぞれ別に行なっていました。町にはKDBのデータがありますが、そこからは治療方針や検査内容は把握できません。また、特定健診の結果をもとに保健指導を行なっていました。一方、皆野病院では「疾病管理MAP」をもとに腎症2期の一部と腎症3期以降の人を対象に外来時に療養指導を行なっていましたが、行政と病院との間でのデータのやりとりはしていませんでした（**図表43**）。

　そうしたなか、糖尿病透析予防は医療機関だけでも行政だけでも十分ではないという考えが両者にあったことから、互いに連携して取り組むことにしました。

3 病院の勉強会に保健師が参加し、共通指導ツールを作成

　まずは皆野病院の勉強会に行政側の保健師が参加することから始まりました。病院の職員と行政の保健師が一緒に学びながら、どうやって進めたらよいかをグループワークで発表し、共有することを、毎月何回も繰り返し行なっていきました（**図表44**）。その中で、糖尿病の人が一番気にする検査値はHbA1cですが、その数値が「上がった」「下がった」ではなく、尿中のタンパク質を気にかけ、医師に「自分のアルブミン検査をしてください」と言えるような住民を育てたいという声が上がってきました。

◆CDK予防指導パンフレット

　患者の意識を高めるために作成した予防指導のツールの内容の1つが、「腎臓の病気は段階を経て進行していく…」というものです（**図表45**）。腎臓に似せたお豆さんの絵を使って「自分がどの段階なのか、まだ元に戻れるのか」などが一目でわかるようにしています。

　また、「あなたの腎臓のステージはどの段階ですか？」「あなたの腎臓病の可能性はどの段階ですか？」と問いかけるCKD予防指導パンフレット（**図表46**）は、皆野病院と皆

第5章 糖尿病性腎症2期の重症化防止の効果　行政—医療連携の枠組みとアウトカム

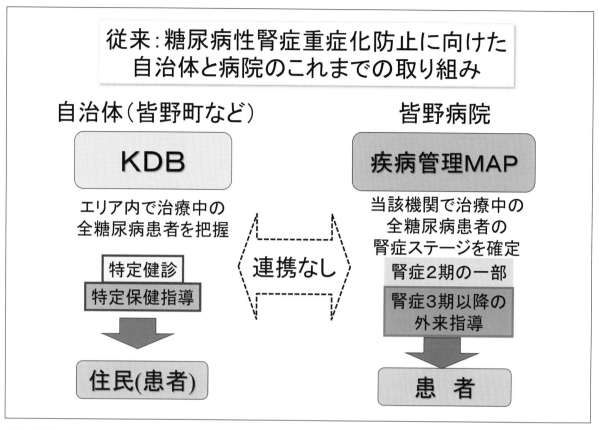

図表43 糖尿病性腎症重症化防止に向けた自治体と病院のこれまでの取り組み

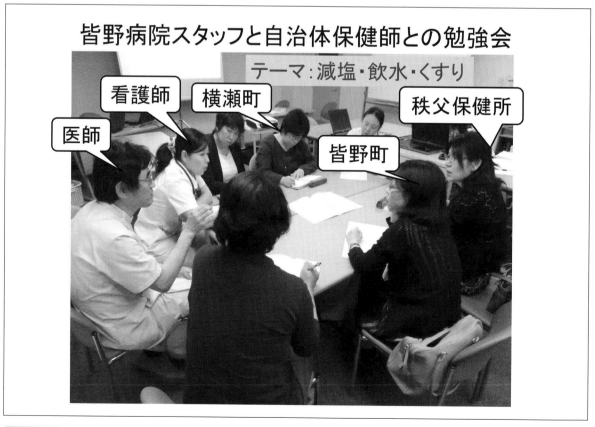

図表44 皆野病院スタッフと自治体保健師との勉強会

3 病院の勉強会に保健師が参加し、共通指導ツールを作成

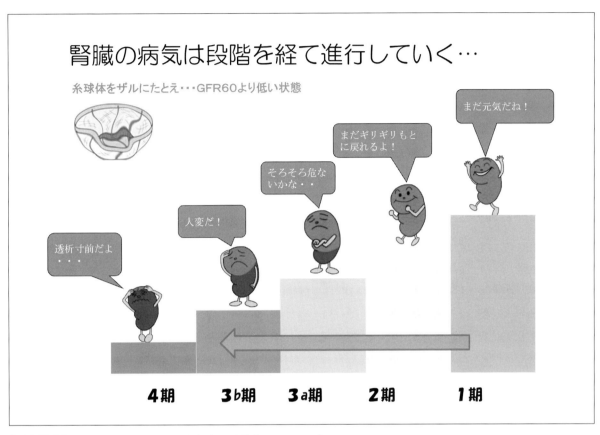

図表45 腎臓の病気は段階を経て進行していく…

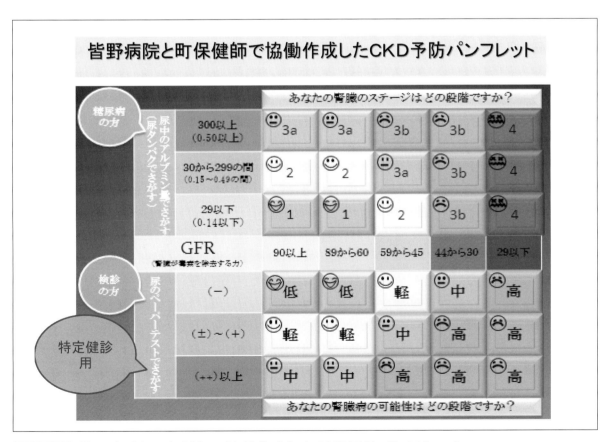

図表46 皆野病院と町保健師で協働作成したCKD予防パンフレット

野町との連携の成果の1つと言えます。病院の看護師・栄養士が指導するときのパンフレットと、町の保健師が個別に指導するときのパンフレットと、同じものを共用で使っています。そのためにパンフレットの上半分に病院で使う「尿中のアルブミン量でさがす」という項目があり、下半分に特定健診のときに使う「尿のペーパーテストでさがす」という項目があります。一般に病院では尿中のタンパク質はアルブミン量で測りますが、目安として尿のペーパーテストでも腎症のステージがわかるようなものを作りました。実際にこの腎症のステージ表を医療機関と行政が使ってみると、住民の患者が混乱せずに済み、自分の腎症のステージがどのあたりにあるのかを自ら知ろうとするようになりました。

◆「あいうえお塩分表・皆野バージョン」

患者の減塩への意識を高めるために作成した指導ツールが「あいうえお塩分表・皆野バージョン」（図表47）です。作成するに当たってのポイントは、地域住民の代表であり、地域住民に広く減塩運動を普及させている「食生活改善推進委員」の方などが参加していることです。そのほか、栄養士、看護師、薬剤師、臨床検査技師、保健師などいろいろな職種の人が一緒になって作りました。

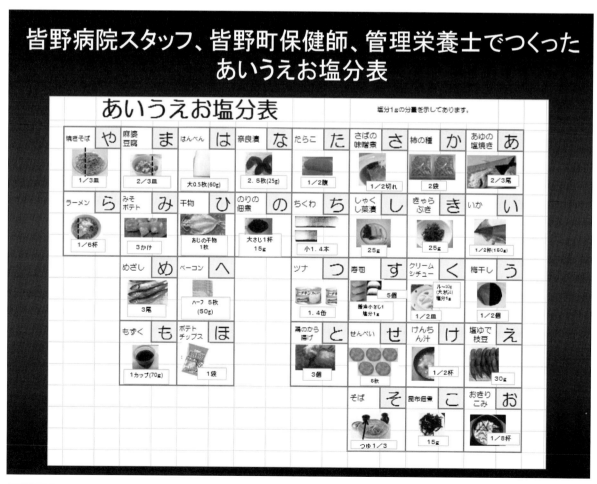

図表47　皆野バージョンによる「あいうえお塩分表」

患者の多くは高齢者ですので、栄養交換表にある食品より古くからその土地土地で食べられてきた食品で説明しないとなかなか理解ができません。

皆野町の特徴としては、塩分が多い食生活の伝統があります。この地域では「おきりこみ」という塩分を多く含む山梨県甲府の「ほうとう」に似た食べ物があり、「新しいおきりこみができたので、ちょっくらあがんなさいまし」というように、日常の食べ物として普及しています。この「あいうえお食塩表・皆野バージョン」には、おきりこみが入っているなど、地域の食生活の特徴を取り入れたものになっています。

4　情報共有ツールを作成

医療機関と行政の保健師が同じベクトルで関わるために、患者指導のワークフローの作成が必要になります。両者で患者情報を共有するツールとして病院と行政の保健師を結ぶ連絡シートを作成しました。それが「病院看護師・栄養士→保健師の情報共有ツール」であり、「保健師→病院看護師・栄養士の情報共有ツール」です（**図表48、図表49**）。

これを作成する過程では、病院側が保健師に何を求めているのか、どんな情報を聞きた

病院看護師・栄養士　→　保健師の情報共有ツール

病院から地域への連絡シート

患者情報			作成日	年　月　日	
記載者　看護師			管理栄養士		責任者
氏名 性別　年齢　歳			TEL	自宅 携帯	
家族構成			職業		
主治医			診療科		
感染症			血液型		
既往歴					
病名					
合併症	□網膜症　□神経障害　□大血管障害　□足病変　□歯周病				
要介護認定	無・有（　）				
生活習慣	喫煙　日/本（　歳から）　飲酒　合 / 日　間食（種類　）				
運動習慣	無　・　有　（　）				
身長	cm	体重　Kg	BMI		標準体重　kg
血圧	（病院・家庭）　/　mmHg		eGFR	ml/min/1.73m²	
HbA1c (NGSP)	%	摂取塩分量　g/dy	血糖	mg/dl	
尿蛋白	g/g・Cr		尿中アルブミン		mg/g・Cr
糖尿病性腎症	□1期　□2期　□3a期　□3b期　□4期　□5期				
薬物療法	□インスリン　□GLP-1アナログ　□経口血糖降下薬　□ACEI/ARB				
栄養指導	□レシピ指導　□面談指導　□エネルギー量＿＿kcal □塩分制限　（　g未満）　□蛋白制限＿＿g　□K制限				
療養指導	□ステージ指導　□血糖管理指導　□血圧管理指導　□体重管理指導 □インスリン手技指導　□SMBG指導　□フットケア				
運動療法	□運動の種類＿＿　□運動強度				
備考					

図表48　病院から地域への連携シート

第5章 糖尿病性腎症2期の重症化防止の効果　行政─医療連携の枠組みとアウトカム

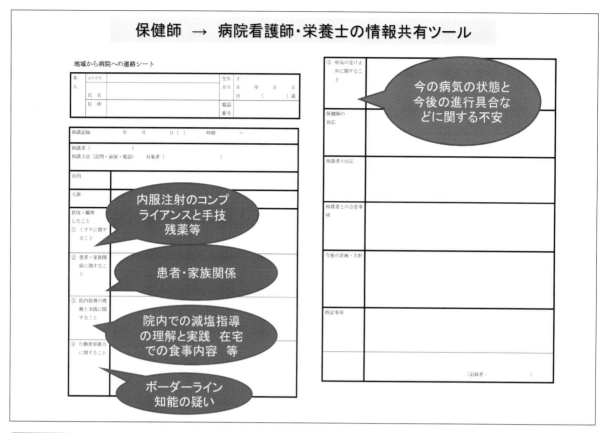

図表49 地域から病院への連携シート

いと思っているのか、逆に保健師は病院側に何を求めているのか、お互いの意見を出し合いながら作っていきました。

　病院と保健師が共有する内容には、以下の7つがあります。
①糖尿病性腎症ステージ指導の理論と評価：eGFR　尿中アルブミン量
②自己注射の手技（空うち・注射の時間帯・針の交換）
③薬の副作用の有無とサポート（リスクマネジメント）
　副作用としての消化器症状　中断・脱水の回避
④SMBG（血糖自己測定）の習熟の評価
　デバイスの取り扱い・穿刺針の取り扱い・回数
⑤減塩指導の理解と実践の評価
　家族構成を踏まえた指導　普段の食生活
⑥飲水指導の理解と実践の評価
⑦やる気サポート
　病院での指導から一定時間後のアフターケア

　このような共有項目がありますが、特に「減塩指導の理解と実践の評価」では、患者は

【症例】
リラグルチド（ビクトーザ）導入後、連携協働で療養指導を行なった症例

- 58歳　女性
- 2型糖尿病
- 糖尿病性腎症3b期
- 単純網膜症
- 7人暮らし

（処方内容）
- リラグルチド：自己注射の腎保護治療薬
- α-グルコシダーゼ阻害薬
- ビグアナイド薬
- 速効型インスリン分泌促進薬

図表50 リラグルチド（ビクトーザ）導入後、連携協働で療養指導を行なった症例

病院内で指導を受けた際はわかったように答えているのに、保健師が生活の場へ出向いて確認してみると実際にはわかっていないことがよくあります。また、飲水指導においても、どんなふうに飲めば1日1,500ccの水を飲むことができるかなどの情報を、病院の保健師などいろいろな職種間で共有することが大事になります。

5 | 保健師の介入実例とその成果

　では、実際にどのようにして糖尿病性腎症の進展防止に介入していったのかを具体的にご紹介します。
保健師が介入したのは、58歳の女性の患者です（**図表50**）。糖尿病性腎症3b期で、ΔeGFR分析ではこのままいくと2年以内に透析導入が避けられないと考えられました。まだ58歳という年齢でもあり、透析を2年後に開始するとなると、これからの人生はまだ長いので患者さんの負担も大きく、また行政側からすれば医療費にも大きな影響が出るというので、介入を始めました。

　まず、病院側で行政の保健師が介入してもよいかどうかの指導同意を取得しました。そのうえで保健師がこの患者の自宅の訪問を開始しました。訪問は、だいたい月に1回でした。訪問した際には、「病院の先生は何と言っていましたか」「栄養士さんは何と言っていましたか」とお聞きします。実は、訪問する前に病院から指導した内容が、保健師のほうに先ほどの連絡票で伝えられています。しかし、保健師があえてそのことは患者には告げ

ずに聞くことによって、患者本人がどのように医師や栄養士などの話を理解しているのか、あるいはどういったところが理解できないでいるのかを知ることができます。また、患者が実際にどんな食生活をしているかもたずねます。こうした患者とのやり取りの一部を挙げてみると、

「腎臓が悪くなると透析になると聞いていたけど、私は大丈夫」
「自分はそれほど塩を取っていない」（しかし、スポット尿検査では塩分が摂取14〜15gもある）
「野菜がたくさん取れるから保存方法として漬物にする。塩が多くないと傷んでしまう。漬物は3食欠かせない。お茶菓子は食べないけど、間食に白菜漬けを食べる」
「夫は漬物が大好き。味噌汁も夫のために作る。私はどっちでもいいけど、味噌ポテトの甘味噌は好き」
「喉が乾かないからあまり水は飲まない」

　こうした情報は「保健師→病院看護師・栄養士の情報共有ツール」を介して、病院にフィードバックされます。
　それとともに、保健師は減塩指導と飲水指導を繰り返しました。その結果、この女性は、マグカップ（容量500cc）で毎日1,500ccの水を飲んだり、外出時にはペットボトルを持ち歩くようになりました。また、たくさん食べていた白菜漬けやたくあんを止め、酢漬けに変更しました。つまり、行動変容に成功したのです。臨床指標も介入前後で体重・血圧が低下するとともに、尿たんぱくが大幅に減少しました（**図表51**）。
　ΔeGFRで分析してみると、介入前には1年4か月後には透析導入が始まると予測されていたのが、介入後には透析導入時期は算定不能になっており、腎症3b期でも進展阻止ができたことがわかりました。（**図表52**）。
　同様に、別の60歳代の女性に介入指導を行なったところ（**図表53**）、10か月後に透析導入するとの予測が、50か月後に伸びています（**図表54**）。

　ここで、保健師の役割を整理すると、以下のようになります。
①病院からの情報をもとに、毎月1回在宅訪問指導
②薬の適正使用の支援
③病院での指導内容（減塩指導・飲水指導）の現状理解状況を把握し、必要に応じ追加指導を実施
④行動変容を継続するためのメンタルサポート
⑤病院へのフィードバック

5　保健師の介入実例とその成果

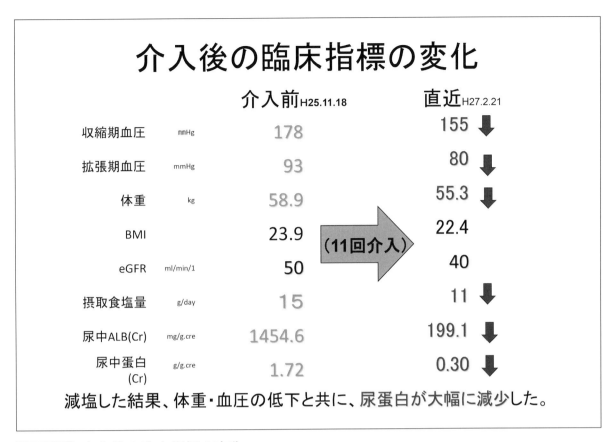

図表51　介入後の臨床指標の変化

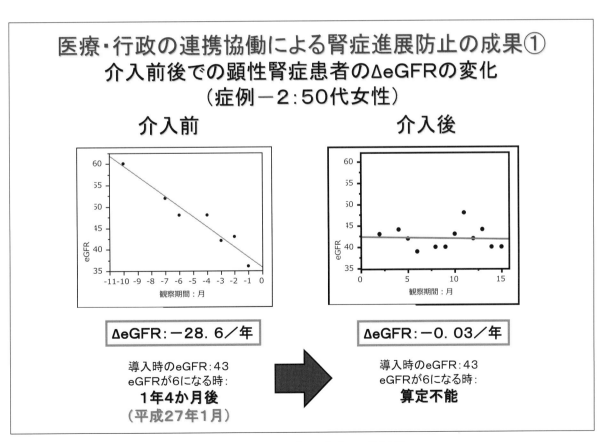

図表52　医療・行政の連携協働による腎症進展防止の成果①

第5章 糖尿病性腎症2期の重症化防止の効果　行政―医療連携の枠組みとアウトカム

M.Mさん（60代女性）

	介入1年前	介入直前	介入直後	介入後（直近）
検査日	2013/3/15	2014/3/15	2014/4/5	2015/2/21
血圧	112/70	144/73	143/66	153/82
体重（BMI）	61.3(26.5)	65(28.1)	61.2(26.1)	57.3(24.8)
Hb A1c	11.2	7.5	8.1	7.3
eGFR	49	28	26	19
尿中蛋白(Cre)	13.64	14.04	11.42	5.31
尿中微量ALB(Cre)			3767.5	5330
塩分摂取量	8	7	10	8
在宅指導		2014/3/15		

【療養上の課題】
- 転倒による骨折。
- 冬季の急性胃腸炎による脱水に対して、輸液をすぐに投与する。

図表53　60代女性への介入指導後の成果

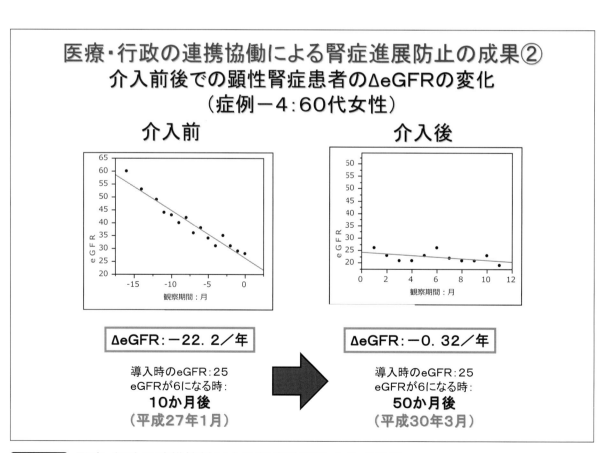

図表54　医療・行政の連携協働による腎症進展防止の成果②

6 皆野町の糖尿病性腎症重症化防止に向けたKDBと「疾病管理MAP」の連携・協働

「KDB」と病院の「疾病管理MAP」の情報を共有し、行政と医療が連携・協働することで、患者へ同じベクトルの指導を行なうことが可能になり、介入成果に結びつきます。患者への指導が同じベクトルに向かっていなかった場合には、患者に異なる指導が行なわれることによって特に高齢の患者は混乱を招き、害になることさえあります。

行政と病院が連携・協働することによって、こうした混乱を防ぎ、よりよい指導を可能にすることができると考えます（図表55）。

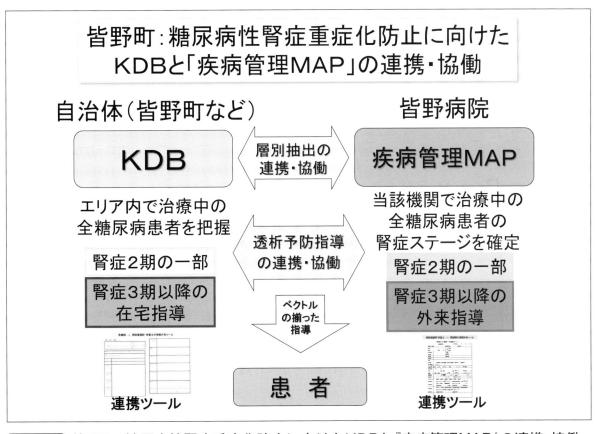

図表55　皆野町：糖尿病性腎症重症化防止に向けたKDBと『疾病管理MAP』の連携・協働

第6章

透析移行阻止で、国民健康保険への法定外繰出金が1億2,000万円から2,000万円に激減

千葉県いすみ市の事例より

千葉県いすみ市は、糖尿病など生活習慣病の患者が多く、国民健康保険（国保）だけでは賄いきれず、市の予算から法定外繰出金を拠出しています。その額は1億2,000万円にも上っていました。市では平成23（2011）年から行政、医療機関、市民が一体となった「糖尿病重症化予防の取り組み」を開始し、人工透析患者数の抑制に成功しました。その結果、法定外繰出金は2,000万円にまで軽減され、高齢化の進展の中で避けられない国保料金の値上げを先送りすることに成功しました。医療費の抑制は「健全な財政運営」を可能にし、現在では「元気でしあわせなまちづくり」に向かって進んでいます。その一連の動きをレポートします。

第6章 透析移行阻止で、国民健康保険への法定外繰出金が1億2,000万円から2,000万円に激減

1 高齢化率36%、生活習慣病の多い千葉県いすみ市の概要

　千葉県いすみ市は、平成17（2005）年に3町合併でできた市です。外房地方にあり、人口約4万人、65歳以上の高齢化率が約36％と高く、しかも人口が漸減傾向にある地方都市です（**図表56**）。つまり、将来的に税収の増加は見込めず、医療や福祉関連の支出は増える一方という、わが国の地方都市が抱える問題に直面している典型的な市と言えます。

　この地域は、農業・漁業が主力産業で、高齢化とともに生活習慣病が増え、国民健康保険（国保）だけでは賄いきれず、3町合併による発足当時から、毎年約1億円を法定外繰出金として支出し、国保収支を補てんしてきました。平成22（2010）年度には法定外繰出金が約1億2,000万円にもなり、これ以上の補てんはできないということから、国保税も引き上げざるをえず、市民から批判を浴びることになりました（**図表57**）。

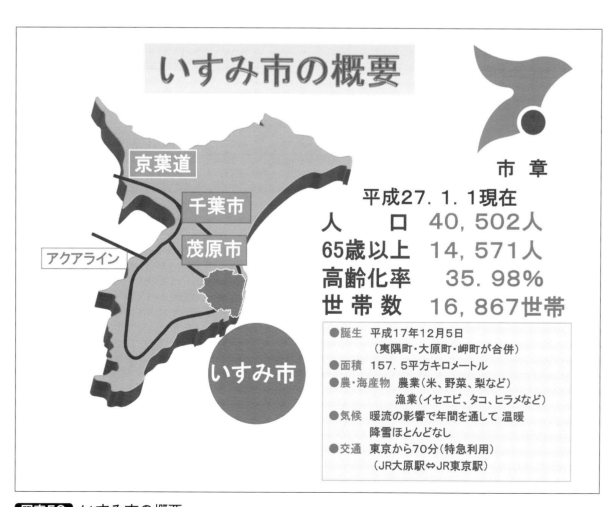

図表56 いすみ市の概要

いすみ市の医療支援の状況

(単位：千円)

年度	国保法定外繰出金	いすみ医療センター補助金 （市の負担金額）	合計
平成21年度	100,000	298,138	398,138
平成22年度	120,000	393,126	513,126
平成23年度	120,000	397,916	517,916
平成24年度	120,000	404,831	524,831
平成25年度	80,000	426,440	506,440
平成26年度	80,000	399,243	479,243
平成27年度	20,000	372,369	392,369

税収総額の10％を医療支援へ

図表57　いすみ市の医療支援の状況

2　国保財政の悪化が行政の大きな負担に

「こうした現状を改善するためには、医療費を削減し、市の財政負担を軽減しなければならない。国保税を下げて住みやすい町をつくろう」ということから、市ではどんな疾患が多いのか、まずは分析調査を行うことにしました。調査からわかったことは、糖尿病の受診者数が平成23（2011）年4月には2,500人で、高血圧症の2,968人に次いで多いことでした。しかも、平成21（2009）年から23年にかけての高血圧症の増加率が約6％なのに対して、糖尿病の受診者は、平成21年から23年にかけて477人の増加で、増加率は23.6％にも及んでいました（**図表58**）。

糖尿病の合併症である腎症が重症化すると人工透析の導入となります。平成22（2010）年末時点でいすみ市における透析患者数は124人、そのうち国保加入者は64人です。透析にかかる国保負担額は1人当たり約340万円で、国保からの当該支出は年間約2億2,000万円にもなります。これらの影響も大いに受け、国保財政は大変厳しい状況にありました。将来的には国保財政の悪化が、市の一般会計の重荷になることは明らかでした（**図表59**）。

そこで太田洋市長は、当時千葉県立東金病院院長であった平井愛山先生に助言を求めた

第6章 透析移行阻止で、国民健康保険への法定外繰出金が1億2,000万円から2,000万円に激減

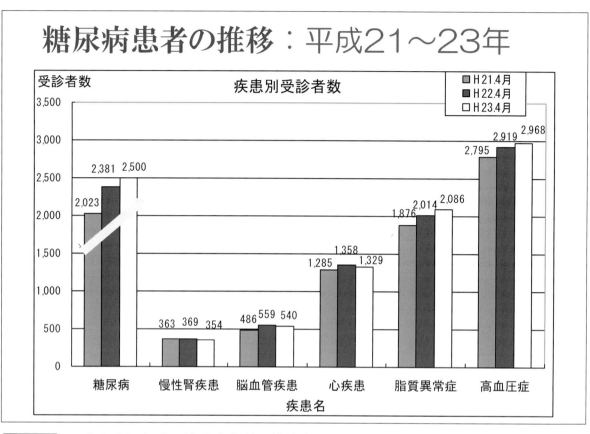

図表58　いすみ市における糖尿病患者の推移（平成21〜23年）

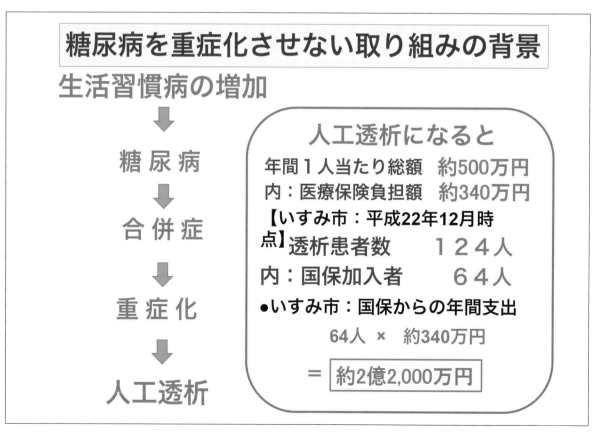

図表59　糖尿病を重症化させない取り組みの背景

ところ、「これからは糖尿病の重症化予防が、患者さんにとっても、また行政の医療費削減にとっても重要になる」とアドバイスされました。そのとき太田市長は、「やるしかない！」と思ったと言います。太田市長は、市政の中心に「健康」を掲げ、糖尿病対策を重点施策とすることにしました。

3 市と医師会・医療機関・地域ボランティアが連携する体制が整う

「糖尿病を重症化させない取り組み」をスタートさせるにあたって、市では医師会長をはじめとして、地域の医師会のブロック長に対し何度も協力要請に往訪し、説明会や会議を開催したり、糖尿病関連腎機能検査の内容の協議や取り組み内容の助言をもらうなど、地元医師会との連携・調整を図りました。医師会の協力があれば地域の医療機関やほかの関係者の協力も得られやすくなるからです。言い換えれば、医師会の協力を得られるかどうかが、この取り組みの成否を分ける大きなキーポイントでした（**図表60**）。医師会は予防医学への取り組みは時代の要請と理解を示し、協力を約束してくれました。

次に市は協力医療機関に出向き、「糖尿病を重症化させない取り組み」について医師たちに説明を行い、理解を得ることができました。

医師会や医療機関との連携だけでなく、ボランティアの食生活改善協議会の関係者にも糖尿病重症化予防の必要性を訴え、同じく協力を得られることになりました。

こうして、市と医師会・医療機関・地域ボランティアの4者の連携による、糖尿病性腎症の重症化予防事業を推進する体制ができ上がったのです（**図表61**）。

このように、地域ぐるみの取り組みを進める際には、医療・行政・保険者等の関係者が意見交換し、ベクトルを揃える「場」の設定が極めて重要になります。

4 健康診査を充実させるとともに、腎機能判定委員会を開催

この推進体制での協議の下、糖尿病を重症化させないための具体的な施策が打ち出されました。まず取り組んだのが「健康診査の充実」です。これは腎機能低下の早期発見・予防を目指したもので、生活習慣病予防診断と特定健康診査（特定健診）にクレアチニン、eGFR（推算糸球体濾過量）、尿中アルブミン、尿中蛋白量、尿酸の腎機能の5項目を追加し、さらにその対象年齢を40歳以上から30歳以上に引き下げました。受診者の拡大は市にとって財政負担になりますが、30歳代、40歳代の市民の中で透析を導入する人が散

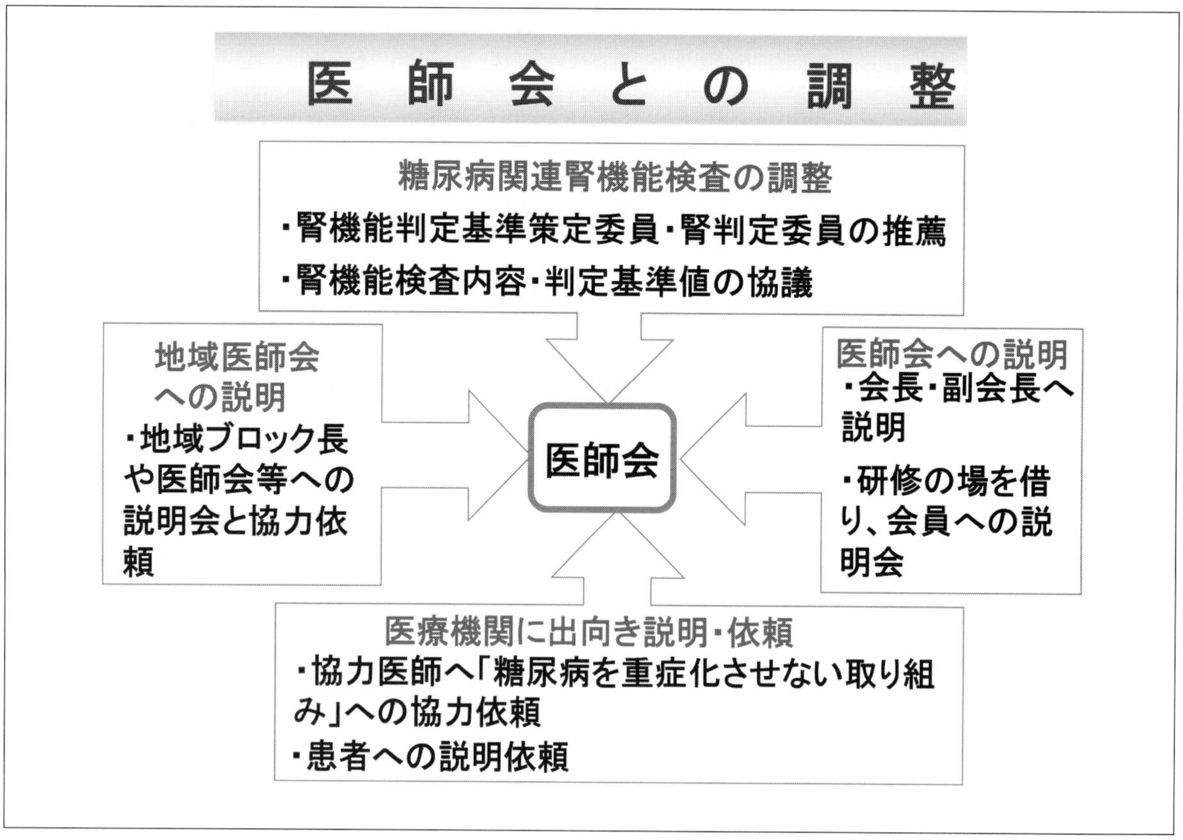

医師会との調整

糖尿病関連腎機能検査の調整
・腎機能判定基準策定委員・腎判定委員の推薦
・腎機能検査内容・判定基準値の協議

地域医師会への説明
・地域ブロック長や医師会等への説明会と協力依頼

医師会への説明
・会長・副会長へ説明
・研修の場を借り、会員への説明会

医療機関に出向き説明・依頼
・協力医師へ「糖尿病を重症化させない取り組み」への協力依頼
・患者への説明依頼

図表60　医師会との調整

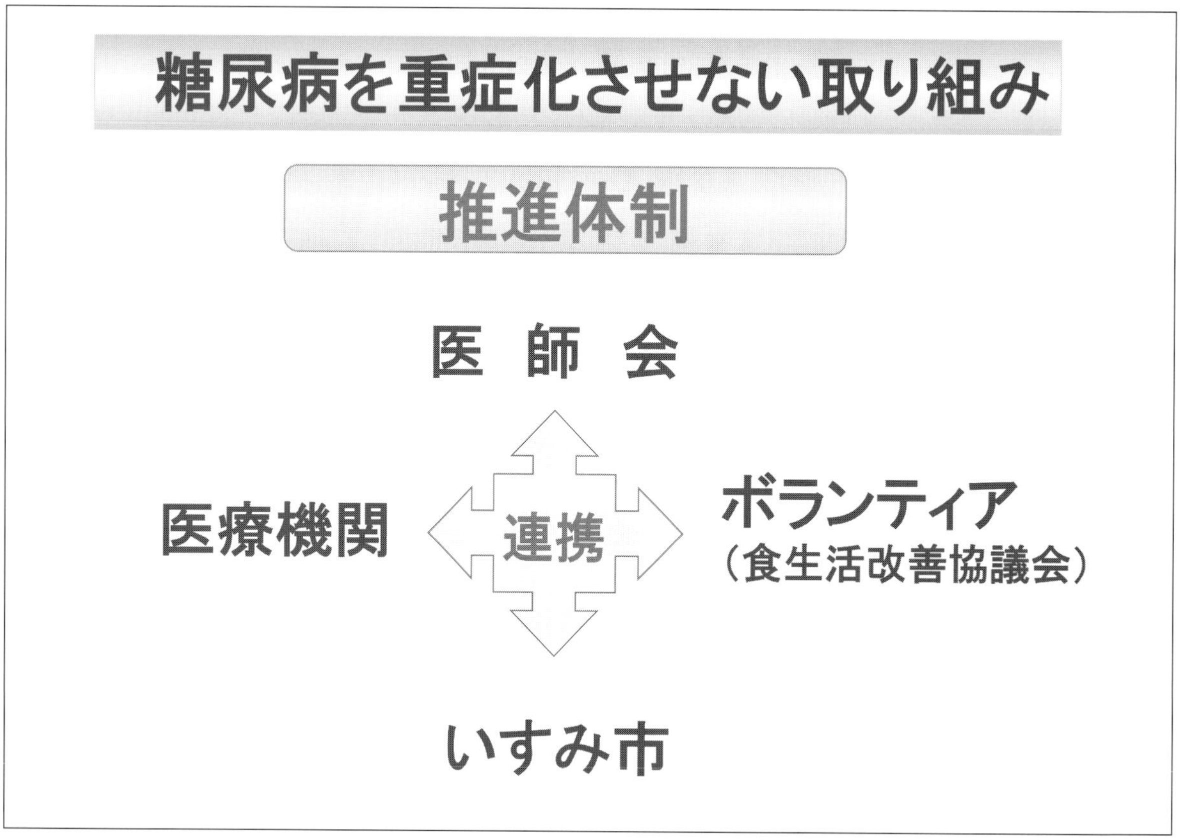

糖尿病を重症化させない取り組み

推進体制

医師会

医療機関　⇔　連携　⇔　ボランティア（食生活改善協議会）

いすみ市

図表61　糖尿病を重症化させない取り組み

見されたことや、若いときから健診を受け腎機能等の異常を早期発見し生活習慣の改善に取り組めるようにするという理由から、引き下げに踏み切ったのです。

さらに、地域の医師会から腎機能判定基準策定委員を推薦してもらい、6人の委員で腎機能判定基準を決め、そのうちの4人の内科医師で腎機能判定委員を立ち上げ、特定健診における腎機能検査結果の判定委員会を年3回開催するようにしました（**図表62**）。というのも、健診における腎機能検査を判定する全国的な基準がなかったためです。

委員会ができて4年目となる平成27（2015）年には、腎機能検査の結果集計や、個々の検査データの内容等を鑑みて、基準値の検討や見直しが行われています。

5 「疾病管理MAP」でデータの一元化を図る

次に取り組んだのが「糖尿病重症化予防と患者支援」です。

糖尿病治療中の人や健診結果が受診勧奨判定で病院を受診した人が、受診を中断して重症化しないように支援する仕組みを構築しました。

糖尿病患者の検査データの一部や受診歴などの個人情報を提供してもらうために、協力医療機関の医師が患者に説明し、患者から同意書を取得します。医療機関では同意書を得

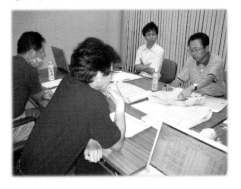

図表62 健康診査の充実—腎機能判定委員会の設置

第6章　透析移行阻止で、国民健康保険への法定外繰出金が1億2,000万円から2,000万円に激減

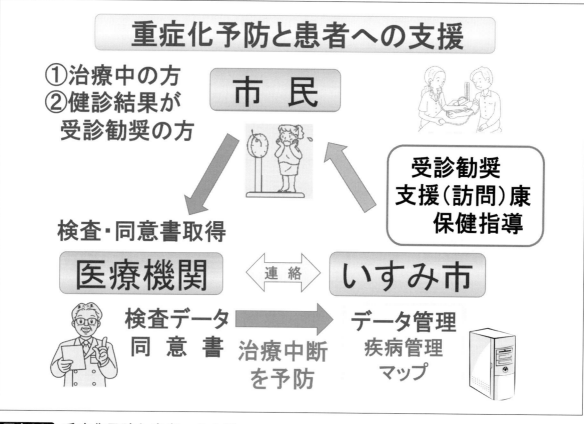

図表63　重症化予防と患者への支援

た患者情報を市に送り、市では「疾病管理MAP」でデータ管理します（**図表63**）。

「疾病管理MAP」は糖尿病性腎症患者の層別化を行なうツールで、血液検査や尿検査の値を入力しデータベース化することにより、腎症ステージの把握ができ、地域にどの腎症ステージの患者さんが何名いるかが把握できるシステムです。いすみ市の「疾病管理MAP」には医療機関から送られてくる糖尿病患者の検査データと、市が行なった特定健診の検査データとが一元管理されることになり、地域ぐるみの糖尿病の重症化予防に大きな役割を果たすことになりました（**図表64**）。

また、治療の中断がある場合は、主治医の指示を受け、市の保健師が患者のもとを訪問し、指導や助言を行なうようにしました。

6 食生活改善、健康づくり教室の運営など、地域ぐるみの活動を展開

いすみ市が行なった3つ目の取り組みは地域ぐるみの活動です。市民の健康を守り、糖尿病の予防や重症化を防ぐためには、医療の力だけではどうしても限界があり、行政もマンパワーには限界があります。そこで、「いすみ市食生活改善協議会」と連携し、保健師

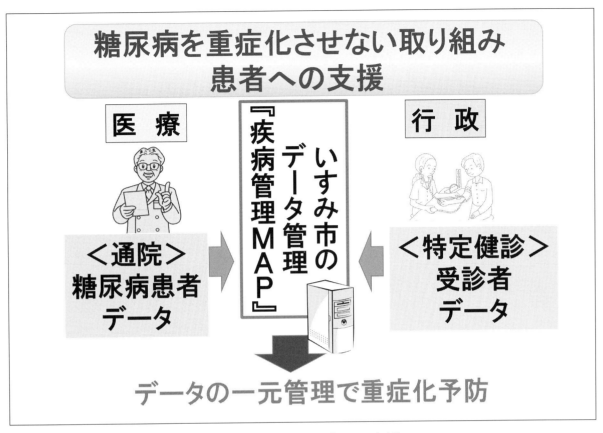

図表64　糖尿病を重症化させない取り組み　患者への支援

や栄養士などが講師となって生活習慣病予防を行なううえで必要な知識や技術を学習する講習会・勉強会を開催したり、「体重を1kg、塩分を1日1g減らしましょう」と呼びかけたり、糖尿病教室や講演会・健康フェアで味噌汁の塩分測定、試食の提供などを行なうなどの地域運動を展開しました。

また、啓発活動にも力を入れ、専門職の研修や勉強会を開いてスキルアップを図ったり、市民や糖尿病患者を対象に健康公開講演会を開催したり、健康フェアを催したりしました。

さらには、継続的な健康づくり事業にも取り組み、国際武道大学（千葉県勝浦市）の協力で週に2回「健康体力づくり教室」を実施しています。これに参加した市民は自主組織を運営して、教室を卒業後も健康運動を楽しみながら継続しています。このほか、運動指導士のもとでフィットネス教室を開き、これも卒業者が運動指導士の協力で継続的な運動を行っています（図表65）。

7 透析患者数は横ばいに転じる

こうして平成23（2011）年から始められた行政、医師会、医療機関、市民（地域ボランティア）が一体となったいすみ市における「糖尿病重症化予防の取り組み」は着実に成

第6章　透析移行阻止で、国民健康保険への法定外繰出金が1億2,000万円から2,000万円に激減

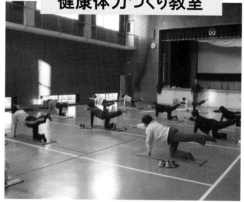
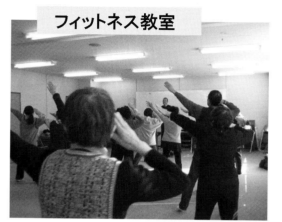

図表65　継続的な健康づくり事業

果を上げています。

「糖尿病重症化予防の取り組み」が始められた当時は、透析患者は平成23年には131人、平成26（2014）年には154人に増えると推計されていました。透析による国保負担分は年間約2億7,000万円にもなり、国保収支、ひいては市財政はますます厳しくなるばかりと懸念されていました。

ところが、取り組みが始まった平成23年以降は、大幅な増加が抑えられて透析患者数は横ばいに転じたのです（図表66）。

透析患者数の増加が予測より抑えられたことによって、いすみ市の医療費には大きな変化が生まれました。

すでに述べたように、いすみ市では国民健康保険で医療費を賄いきれず、法定外繰出金として平成22（2010）年度には1億2,000万円を拠出していました。しかし、「糖尿病重症化予防の取り組み」によって透析患者数が予測より下回ったため、平成25（2013）年度には8,000万円、さらに平成26年度には2,000万円にまで法定外繰出金を減額することができたのです（図表57）。

また、国保税に関しても平成25年度からは値上げを先送りできており、いすみ市の取り組みの成果と言えるでしょう。

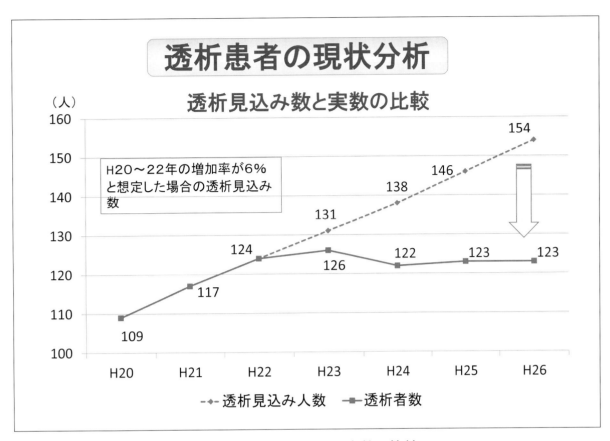

図表66 透析患者の現状分析――透析見込み数と実数の比較

8 未受診・未治療者への対策が今後の課題

　一方で、課題も明らかになってきました。
　疾病管理MAPに登録され腎機能の指導管理を受けている母集団からは、ここ2年間透析導入は出ていません。
　しかし、単年で見ても、経年の数値を見ても、新規透析導入者は未受診・未治療者が最も多く、この取り組みに参加していない医療機関の受診者からも引き続き出ています（**図表67**）。平成20（2008）年から平成26（2014）年までの新規透析導入者の治療状況をさらに詳しく調べたところ、新規透析導入者95人のうち、治療継続しながらも透析に至った人は22人（23%）、治療中断者は3人（3%）、治療歴不明は18人（19%）、未受診・未治療者は52人（55%）もいたことがわかったのです。この55%の人は健診未受診か健診などで異常が見つかったにもかかわらず医療受診せずに放置し、状態が悪化してから慌てて受診し、短期間で透析治療になったと想像されます。
　その1人が40歳代のAさん（男性）です。糖尿病の病識がなく、健診はすべて未受診でした。体調不良で受診しましたが、医師の指導は聞き入れず生活改善を行いませんでし

第6章 透析移行阻止で、国民健康保険への法定外繰出金が1億2,000万円から2,000万円に激減

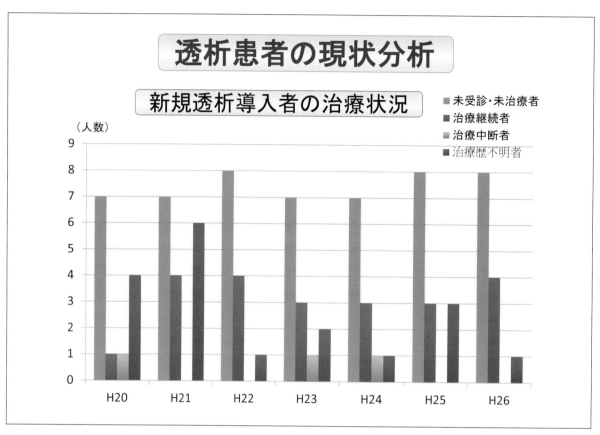

図表67 透析患者の現状分析——新規透析導入者の治療状況①

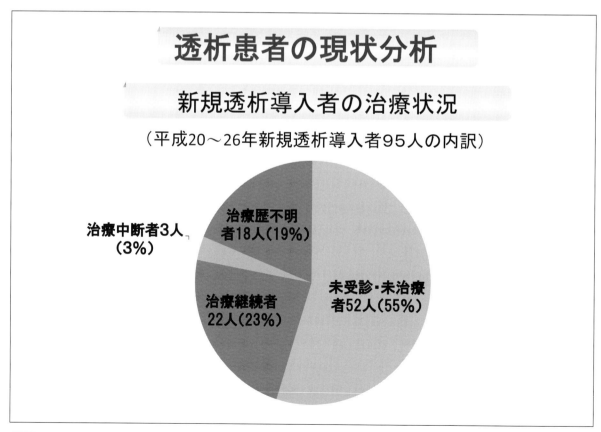

図表68 透析患者の現状分析——新規透析導入者の治療状況②

た。血糖コントロールが不十分で、インスリン治療の効果が得られない状態で、服薬管理もできず、感染症を繰り返していました。腎移植手術を受けるよう勧められましたが、紹介病院へは行かず放置状態で、結局、平成26年度末に緊急透析となりました。

40歳代という若い人が透析になれば、その後の人生において30年近く仕事もできず、食生活の制限を強いられ、つらい日々が続きます。

今後は、健診の未受診者への対策や、Ａさんのような異常と判定されながら受診していない人への受診勧奨支援などが必要です（**図表68**）。

9 「健康寿命の長い市民づくり」に向かって

いすみ市では、市、医師会、医療機関、市民（地域ボランティア）が一体となった「糖尿病重症化予防の取り組み」が成果を出しつつあることから、より一層この取り組みに力を注いでいこうとしています。このまま医療費の抑制が継続的にできていくなら、市・国保財政の負担を相対的に軽減し、財政の健全化が実現できるはずです。医療費負担を少なくすることによって、市の財政から「持続可能ないすみ市」を創造するための新たな投資を可能にし、「健康寿命の長い市民づくり」を目玉とした人口減少化の自治体の生き残り策につながっていくものと期待されています。

NOTE

NOTE

NOTE

NOTE

NOTE

NOTE

● 編著者紹介

平井愛山（ひらい・あいざん）

1949年東京都生まれ。医学博士。日本内分泌学会内分泌代謝医科専門医。1975年千葉大学医学部卒業。千葉大学医学部附属病院、国立柏病院等を経て、1996年千葉大学医学部内科学第二講座医局長に就任。1998〜2014年千葉県立東金病院院長、2014〜2015年千葉県病院局理事・千葉県循環器病センター理事を歴任し、2013年より一般社団法人日本慢性疾患重症化予防学会（JMAP）代表理事。

松本　洋（まつもと・ひろし）

1955年東京都生まれ。1979年慶應義塾大学法学部卒業。日本長期信用銀行、メディカル・プリンシプル社を経て、2011年より株式会社日本医療企画ヘルスケアソリューション事業部長、2013年より一般社団法人日本慢性疾患重症化予防学会（JMAP）理事・事務局長に就任、現在に至る。

一般社団法人日本慢性疾患重症化予防学会（JMAP）

2013年9月設立。慢性疾患の重症化予防によって、地域の医療を守り、医療費の増加を抑えることで、最終的には国民皆保険制度の存続につなげることをミッションとする。具体的な活動として、患者層別化データベース（疾病管理MAP）、多職種（医師・看護師・栄養士・保健師等）による連携協働という特徴を生かし、従来の臓器別・職種別でもない、まったく新しいスタイルの臨床エビデンスを導き出すことで、臨床ワークフローの再構築の実現を目指す。

所在地：〒101-0033 東京都千代田区神田岩本町4-14 神田平成ビル（日本医療企画内）
TEL：03-3256-2862　　　URL：http://jmap.or.jp/

■企画・編集・制作：株式会社日本医療企画ヘルスケアソリューション事業部
▽お問い合わせ先
TEL：03-3256-2862　　　http://www.jmp.co.jp/rompas/
E-mail：healthcare-sd-order@jmp.co.jp

■EDITORIAL STAFF

編著者：平井愛山（一般社団法人日本慢性疾患重症化予防学会代表理事）
　　　　松本　洋（株式会社日本医療企画）

編集協力：有限会社オーエムツー
表紙＆本文デザイン・DTP製作：タクトシステム株式会社
表紙写真：© naka - Fotolia.com ／ green - Fotolia.com ／ paylessimages - Fotolia.com

データヘルス ハンドブックシリーズ1
保健師・保険者のための透析予防　行政―医療連携ハンドブック

2015年5月15日　　初版第1刷発行

企画・編集・制作	株式会社日本医療企画ヘルスケアソリューション事業部
編著者	平井愛山　　松本　洋
発行者	林　諄
発行所	株式会社日本医療企画
	〒101-0033　東京都千代田区神田岩本町4-14　神田平成ビル
	TEL. 03-3256-2861（代）　　http://www.jmp.co.jp
印刷所	大日本印刷株式会社

Ⓒ Japan Medical Planning 2015, Printed in Japan
ISBN978-4-86439-368-3　C3047　　　　定価は表紙に表示しています。
本書の全部または一部の複写・複製・転訳載の一切を禁じます。これらの許諾については小社までご照会ください。